# みがこう！
# コミュニケーション・センス

## 歯科医院での医療安全のために

編著 中島 丘　長坂 浩　松田裕子

医歯薬出版株式会社

【編著】
中島　　丘／元みほ歯科医院院長
長坂　　浩／埼玉医科大学医学部臨床医学部門麻酔科教授
松田　裕子／鶴見大学短期大学部歯科衛生科名誉教授

【執筆者】（五十音順）
飯田　良平／鶴見大学歯学部高齢者歯科学講座助教
石黒　　梓／鶴見大学短期大学部歯科衛生科講師
岩﨑　妙子／元みほ歯科医院歯科衛生士
片岡あい子／神奈川歯科大学短期大学部講師
関根　　透／鶴見大学歯学部名誉教授
田村　清美／名古屋市歯科医師会附属歯科衛生士専門学校副校長
長坂　　浩／埼玉医科大学医学部臨床医学部門麻酔科教授
中島　　丘／元みほ歯科医院院長
古川絵理華／愛知学院大学短期大学部講師
升井　一朗／福岡医療短期大学歯科衛生学科教授
松田　裕子／鶴見大学短期大学部歯科衛生科名誉教授
守安　克也／鶴見大学歯学部小児歯科学講座講師

This book was originally published in Japanese
under the title of :

MIGAKO！KOMYUNIKESHON SENSU
-SHIKAIIN DENO IRYOUANZEN NO TAMENI

(Let's polish your Communication Sense! -A way to improve medical safety in the dental office)

Editor :
NAKAJIMA, Takashi　NAGASAKA, Hiroshi　MATSUDA, Hiroko

© 2017 1st ed.

ISHIYAKU PUBLISHERS, INC.
　7-10, Honkomagome 1 chome, Bunkyo-ku,
　Tokyo 113-8612, Japan

# はじめに

　本書は故中島丘先生の監修を賜り出版することができました．中島先生は本書の原稿がほぼ完成した段階で2017年4月4日に永眠されました．中島先生の御遺稿や共同執筆者からの玉稿を拝見したところ，このまま原稿を埋もれたままにしてしまっては歯科界にとって大変な損失になると医歯薬出版の大西香織社員と話し合い出版する運びとなりました．

　2000年から私が明海大学歯学部に所属して以来，今日に至るまで中島先生と一緒に仕事をしてまいりました．中島先生はいつも世の中の先を見て進み，それでいて現実的な考えをお持ちの方でした．また，長年にわたり歯科領域で医療安全の啓蒙に努めていらっしゃいました．本書も実に中島先生らしい執筆構想と執筆構想と着眼点から書かれています．医療の安全・安心が叫ばれて久しいものの現場での医療事故・医療ミスは依然として起こっています．本書は医療従事者が切磋琢磨して自己の手法や技術を向上されているにも関わらず，コミュニケーション能力が劣るために厳しい現実があることを踏まえて，歯科衛生士学校の学生に限らず歯科医師，歯科衛生士を含む幅広い歯科医療従事者に読んでいただける素晴らしい内容になっていると自負しております．

　たとえば，歯科医院を訪れる患者は歯科医師，歯科衛生士，歯科技工士など多職種の専門知識や技術のチーム医療によってより良い歯科診療を受けることができますが，多くの読者はこのことを当然のように思っているに違いありません．しかし，本書を読むと患者を含めたどの職種もチーム医療を担う一員であることを自覚すべきで，各職種が対等にコミュニケーションを図り，安全・安心・安楽に医療業務を遂行する必要性が理解できます．

　本書を読んでみますと実際の医療の現場と異なる状況や実際には実行不可能と思われるような内容の記載があるかと思います．実はそれこそが中島先生の世の中の先を見て進んできたところですので，何回も読み直し心に留めておくことにより，数年後には多くの職種でルーティンの医療業務になっていることが理解できると思います．

　執筆は生前中島先生より歯科衛生教育に実績のある先生方に直接お願いしましたが，原稿の調整につきましては長坂が行ったため十分でないところがあります．この点に関しては読者のご叱正を賜ることができれば幸いです．

　各執筆者には無理な要望を行ったところがありますが，中島先生のご遺志をご理解いただき，素晴らしい原稿を頂戴できました．心より御礼申し上げあげます．

　本書が広く，教育の現場で活用され，歯科医療の向上にお役立ていただければと願っております．

2017年7月

長坂 浩

# 目次

## 総論

### 1 医療安全に必要なコミュニケーションとは何か ……松田裕子 2
- ❶ 医療安全とチームワーク …………………………………………………… 2
- ❷ コミュニケーション・センス ……………………………………………… 4
- ❸ チーム医療とは何か ………………………………………………………… 5
- ❹ チームワークの行動的側面の分類 ………………………………………… 8
- ❺ チームワーク評価とチームエラー ………………………………………… 9
- ❻ 仕事のやりがいを感じさせるチームワークとは ………………………… 10
- ❼「報連相」を忘れずに！ …………………………………………………… 11

### 2 ノンテクニカルスキルの向上 ……中島 丘／長坂 浩 12
- ❶ 欠かせないノンテクニカルスキル ………………………………………… 12
- ❷ 医療におけるノンテクニカルスキルを学ぼう！ ………………………… 14
  - Column 患者との良好なコミュニケーションのために ……………… 20
  - Column 緊急時対応でのチームダイナミクス ………………………… 22
  - Column 救命の連鎖 chain of survival ………………………………… 22
  - Column 歯科臨床でのリーダーシップとフォロワーシップ ………… 23
- ❸ 人の特性を理解したチームによるヒューマンエラー対策 ……………… 24
  - Column 歯科診療でのコミュニケーション不足による
    インシデント・アクシデント事例 ……………………………… 24
  - Column CrewRescueManagement（CRM）………………………… 31

### 3 チーム力を高めるKYT ………………………田村清美 33
- ❶ KYT（危険予知トレーニング）…………………………………………… 33
- ❷ さまざまなトレーニング方法 ……………………………………………… 34

- ❸ 医療安全における「危険」に対する認識のステップ ……… 38
- ❹ KYT の基本的な手法：KYT 基礎 4 ラウンド法 ……… 38
    - Column　指差呼称 ……… 39
- ❺ KYT の演習例 ……… 40
- ❻ 臨床事例から考える KYT ……… 43
    - 事例❶ 臥床状態で口腔のケアをした場合の「危険」……… 43
    - 事例❷ 糖尿病患者の歯科治療に伴う「危険」……… 44
- ❼ 基礎 4 ラウンド法の事例 ……… 45
- ❽ 備えさせたい力＝「危険」を察知できる力 ……… 47

## 各論

### 1　倫理的課題「コミュニケーションエラー」「インフォームド・アセント」
関根　透　52

- ❶ コミュニケーションエラー ……… 52
- ❷ コミュニケーションエラーを起こさないために ……… 52
    - 事例　患者の取り違え事故 ……… 53
- ❸ インフォームド・コンセント ―説明と同意の真意― ……… 54
- ❹ インフォームド・アセント ―説明と賛意の真意― ……… 54
    - 事例　臨床研究中におけるインフォームド・アセント ……… 56
    - Column　国際的なインフォームド・アセントの状況 ……… 57

### 2　介護予防教室に導入した Team STEPPS
岩﨑妙子　58

- ❶ はじめに ……… 58
    - 演習❶ 紙を切って輪を作り，鎖状につなげて長さを競うゲーム ……… 58
    - 演習❷ 鍛えよう口輪筋ゲーム ……… 59
- ❷ まとめ ……… 60

### 3　手術に必要なコミュニケーション――タイムアウト
升井一朗　61

- ❶ タイムアウト（術前の休止）とは？ ……… 61

- ❷ タイムアウトの手順 ……………………………………………………… 61
- ❸ 歯科小手術にも必要なタイムアウト …………………………………… 62
- ❹ 事例検討 …………………………………………………………………… 63
  - 事例 埋伏過剰歯と未萌出歯を間違って抜歯した例 ……………… 63

## 4 小児歯科・障がい児の歯科臨床で求められるスキル
守安克也　65

- ❶ 小児におけるインフォームド・アセントとは ………………………… 65
- ❷ 小児の視点でとらえる歯科医療 ………………………………………… 66
  - 事例 歯科医院で口を開けない女児の事例 ………………………… 68
- ❸ 障がい児の歯科臨床 ……………………………………………………… 69
- ❹ まとめ ……………………………………………………………………… 69

## 5 カンファレンス時のコミュニケーション
石黒 梓　70

- ❶ カンファレンスの意義とは ……………………………………………… 70
- ❷ 医療安全におけるカンファレンス ……………………………………… 70
  - 事例 情報共有不足で治療準備を誤った ……………………………… 71
  - Column 論理的思考（ロジカルシンキング） ……………………… 72
  - Column 医療安全とＰＤＣＡサイクル ……………………………… 73

## 6 歯科衛生過程とコミュニケーション
片岡あい子　75

- ❶ 歯科衛生過程とは ………………………………………………………… 75
- ❷ 情報収集 …………………………………………………………………… 75
- ❸ 情報処理 …………………………………………………………………… 76
- ❹ 書面化（記録） …………………………………………………………… 76
- ❺ 事例検討 …………………………………………………………………… 76
  - 事例 歯科医療面接で情報を十分に提供してもらうためのスキル …… 76

## 7 摂食嚥下リハビリテーションで求められるコミュニケーション
飯田良平　80

- ❶ はじめに …………………………………………………………………… 80

- ❷ 摂食嚥下リハビリテーションとは ……………………………………… 80
- ❸ 摂食嚥下リハビリテーションにおけるコミュニケーション ……… 80
- ❹ 事例検討 ……………………………………………………………………… 82
  - 事例 1年間経口摂取していなかった在宅療養患者に対する，
    多職種による摂食嚥下リハビリテーション ……………………… 82

## 8 コミュニケーションを学ぶロール・プレイング ……… 片岡あい子 84

- ❶ ロール・プレイング（役割演技）とは …………………………………… 84
- ❷ 実施方法 ……………………………………………………………………… 84
- ❸ 事例検討 ……………………………………………………………………… 86
  - 事例❶ 5歳女児の母親への歯科保健指導 ……………………………… 86
  - 事例❷ 歯磨き指導に嫌気がさしている女性 ………………………… 86

## 9 患者とのコミュニケーション──向上のポイント ……… 石黒 梓 89

- ❶ 安全な医療提供をするためには良好なコミュニケーションが
  重要 ………………………………………………………………………… 89
- ❷ コミュニケーションのはじめの一歩 …………………………………… 89
- ❸ ラポールの確立はコミュニケーションが必須 ……………………… 91
- ❹ 事例検討 ……………………………………………………………………… 91
  - 事例 治療に無関心にみえる無口な患者 ……………………………… 91

## 10 歯科保健指導における患者との信頼関係形成のための
コミュニケーション …………………………………………… 片岡あい子 94

- ❶ 信頼関係を形成する ……………………………………………………… 94
- ❷ 保健行動への導き方 ……………………………………………………… 95
- ❸ 事例検討 ……………………………………………………………………… 95
  - 事例❶ 働き盛りで毎日忙しい男性社員への歯科保健指導 ………… 95
  - 事例❷ 部活と受験勉強で忙しい女子生徒への歯科保健指導 ……… 96

## 11 キャリア教育に必要なチームワークとコミュニケーション
石黒　梓　98

- ❶ キャリア教育とは　98
- ❷ 社会の変化——高齢者の増加と多職種連携と患者のニーズ　98
- ❸ キャリア教育を向上させるには　99

## 12 リスク感性を高める KYT の実際
石黒　梓　102

- ❶ リスク感性を高める KYT　102
- ❷ KYT の実際　102
  - 演習　103

## 13 臨床実習におけるヒヤリ・ハット予防のためのコミュニケーション
古川絵理華　107

- ❶ ヒヤリ・ハット（インシデント），アクシデントとは　107
- ❷ ヒヤリ・ハットの現状　107
- ❸ ハインリッヒの法則　108
- ❹ なぜインシデントが起きるのか　109
- ❺ 事例検討　111
  - 事例　診療後一本義歯を返却し忘れそうになった　111

## 14 医療安全に欠かせないスタンダードプリコーション
古川絵理華　114

- ❶ 感染のリンクと予防対策　114
- ❷ 院内感染対策　114
- ❸ 事例検討　116
  - 検討　感染症患者に使用した器具は，グルタラールに浸漬するだけでよい？　116

## 15 患者取り違えを防ぐ確認会話
古川絵理華　118

- ❶ 思い込みが患者取り違え事件に発展する　118

- ❷ 患者取り違えが起こる場面 ……………………………………………… 118
- ❸ 同姓同名患者の存在を忘れずに！ ……………………………………… 119
- ❹ 事例検討 …………………………………………………………………… 119
  - 事例 同姓の患者を取り違え，診療を進めそうになった ……………… 119
    - Column 確認会話 ………………………………………………… 121

## 16 患者急変時に求められるコミュニケーション・スキル
………………………………………………………………… 中島　丘　122

- ❶ 偶発症発生時には「チーム」としての行動が重要 …………………… 122
- ❷ 急変時の迅速な対応にはチームのコミュニケーションが必要 ……… 122
- ❸ SBAR（エスバー）を使ってみよう ……………………………………… 123
  - 事例 歯科診療中に意識を消失しAEDを装着した高齢者 ……………… 123

## 本書の到達目標

- **チーム医療に必要なコミュニケーションを理解する.**
  - ➡ 患者も自分自身もチームの一員であると意識する.

- **安全・安心・安楽に業務を遂行できるコミュニケーション・センスを習得する.**
  - ➡ 自分自身の役割を常に意識する.
  - ➡ チームワークを乱さない声掛けをこころがける.
  - ➡ 協働する仲間と意識的に交流する.

- **危機意識をもち,納得できない指示では実行しない.**
  - ➡ 常に"確認"することを意識する.
  - ➡ 心の声は相手には聞こえない.声に出して"確認"する習慣を身につける.

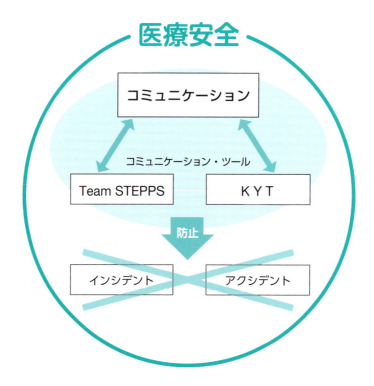

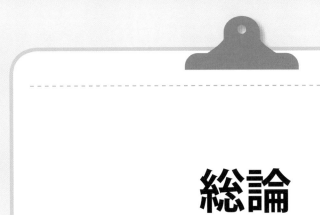

# 総論

# 1 医療安全に必要なコミュニケーションとは何か

## ❶ 医療安全とチームワーク

　病院や診療所では，医療スタッフが協力して日常業務を行っていますが，近年の高齢化，医療の高度化・複雑化，医療の質や安全性の向上に伴う業務の拡大に対応するには，医療スタッフが個々に努力をするだけでは，良質な医療サービスを提供することが難しくなっています．医療現場では，高い専門性をもつ多職種と連携して業務を行う機会が多くなり，チーム医療が実践されるようになってきています．チーム医療ではスタッフが患者と向き合い，各職務を結集して，目標に向かって連携を保ちながら医療に従事します．ここで大切になるのがチームワークです．

　チームワークとは，"目標を達成するために，チームのスタッフが各々の専門的役割を分担して協働すること"をいいます．目標を達成するためには，スタッフが一致団結して連携をとりながら，仕事を進めなければよい結果は得られません．それには，よいチームづくりが必要です．よいチームづくりができれば，スタッフ間の連携が円滑になり，個々のスタッフの能力を超えたチーム力が期待でき，医療安全の確保につながります．

　よいチームづくりをするためにはスタッフ間の信頼関係，協力体制のもとで互いを補完しあう関係が必要です．その要件として，表1があげられます．チームの質を向上させる努力は，医療安全にとって欠くことのできない重要な要素です．

表1　チームづくりに大切なこと

| ① | 目　標 | 明確な目標をチームで共有すること |
|---|---|---|
| ② | 役割分担 | 自分がすべき役割をしっかり認識すること |
| ③ | 自　律 | 各スタッフが自ら積極的に仕事に取り組むこと |
| ④ | 報連相<br>(ほうれんそう) | 仕事をするうえで情報共有として**報告・連絡・相談**（ほうれんそう）を忘れないこと |
| ⑤ | リーダーシップ | チームリーダーがチームを統括できること |

医療事故のほとんどは，ヒューマンエラー（人為的ミス）によるものだといわれています．"人はミスを起こす生き物"であり，ミスを起こすことは避けられません．どんなに注意深く慎重な人であっても，人間の注意力には限界があります．経験を重ねたベテランスタッフであっても，ルーチンワーク（日常的業務）でも，ミスが起こりうる可能性は常にあります．「人はミスを犯すものである」ということを十分認識しておかなくてはなりません．また，医療現場でのミスは，生命に関わる重大事故に繋がる可能性があることも周知しておかなくてはなりません．ミスが最も起こりやすい要因として，スタッフ間のコミュニケーション不足があげられています．患者やスタッフ間での緊密なコミュニケーションは，多くのミスを未然に防ぎ，不運にして事故が発生した場合も，患者との信頼関係があることにより，事故と向き合い患者の不安や悩みを軽減することができ，事故再発防止への有効な対策を講じることも可能になります．医療安全に，患者やスタッフ間での緊密なコミュニケーションが必要であることを，しっかり認識しておくことです（図1）．

　病院では，多職種の医療スタッフが（医療専門職）が連携し，協働してキュアやケアにあたっています．歯科診療所内では，少数のスタッフでキュアやケアを実施することが多いですが，介護老人保健施設や訪問診療などでは，多職種と連携した協働が必要とされます．医療スタッフだけが努力しても，患者が満足した医療サービスや目標達成が難しく，患者の生活を支える関係者，福祉関係者や家族などの支援や援助が不可欠です．また，患者が主体的に医療に参加できるように，患者を取り巻くスタッフが患者に常に働きかけ，積極的に医療に向き合う姿勢を育てる努力も必要です．患者の安心，安全を担保とした医療，患者のQOL（生活の質）の維持・向上，患者の健康観や人生観までを包括したサポートには，多くの人的資源とチームワークが必要です．

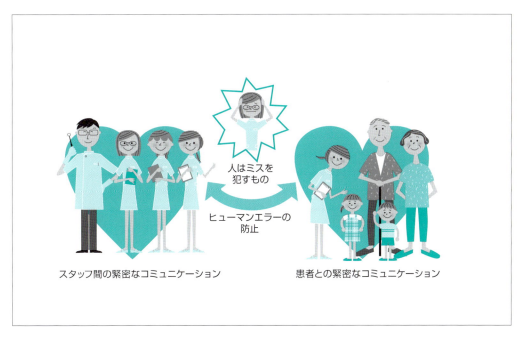

**図1　緊密なコミュニケーションがヒューマンエラーを防止する**

## ❷ コミュニケーション・センス

　患者が安心して満足できる医療を受けられるようにするためには，医療スタッフと患者との信頼関係が何よりも大切です．医療スタッフが，患者に情報を的確に伝えたと思っていても，患者に内容が理解されずに問題となるケースがしばしばあります．患者に適切な医療サービスを提供するためには，医療スタッフ側のコミュニケーション・スキル，すなわち，聴く力，伝える力，表現力，判断力，誠意をもって相手を導く力が必要で，患者が話しやすい環境をつくることも大切です．しかし，医療サービスを提供するうえで，いくら医療スタッフが努力しても，患者とのコミュニケーションがうまくいくとは限りません．医療スタッフと患者とのコミュニケーションのズレは，医療スタッフ側だけの問題ではないからです．患者側に医療の内容を理解しようとする姿勢がなければ，意思の疎通は図れません．患者にも理解しようとする姿勢をもってもらうことが必要です．しかし多くの患者は，痛みや医療への不安，慣れない環境への戸惑いなど，通常の心理状態とは異なる状態にあり，とても相手を受け入れる余裕などありません．そのような状態にあるときは，医師，歯科医師と患者の間にある溝を埋める仲立ちとなるコミュニケーションが大切になります．

　歯科衛生士は，歯科医師と患者とのコミュニケーションの仲立ちができる立場にあります．患者が納得し安心して医療を受けられる環境，満足できる医療サービスができるようにサポートすることが大切です．患者をサポートするアドボケーター（支援者）として，患者が不利益を被らないように配慮したコミュニケーション・センスが必要です．特に歯科医療では一般の人にわかりにくい治療内容に対する報酬（治療費），診療技術に関する疑問やクレームが多くあります．歯科医療の内容を患者に十分説明し理解を深め，医療サービスを提供することが大切であることは言うまでもありません（インフォームド・コンセント）．トラブルが起きないように，患者側に立って医療の信頼性を高めるための患者の代弁者，アドボケーターとしての役割も重要です（図2）．

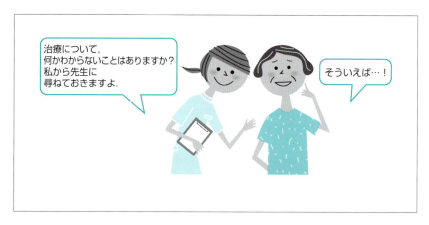

図2　歯科衛生士はアドボケーター

また，近年，患者側からの院内感染に関する視点も見逃すことはできません．歯科医療では細かく鋭利な器具類が多いうえ，機器に唾液などが付着することは避けられません．世論で，歯科医療現場に対する医療機器使用の安全性について疑問視する声，誤解されやすい環境にあることは無視できません．患者に見える清潔，不潔に配慮した環境，システムの構築は，患者が安心して医療を受けられる用件であり，歯科衛生士にはその責務が課せられています．

　このように歯科医療におけるアドボケーターとしての役割を果たすには，決められた業務を行うだけでは役割を果たせません．置かれた状況を瞬時に把握できる感性，コミュニケーション・センスが必要です．コミュニケーション・センスを身につけ医療に関わることが，患者の安全・安心に寄与することに繋がります．

## ❸ チーム医療とは何か

　チーム医療とは，周知のように「医療に従事する多種多様な医療スタッフが，各々の高い専門性をもち，目的と情報を共有し，業務を分担しつつも互いに連携・補完し合い，患者の状況に的確に対応した医療を提供すること」と一般に理解されています．チーム医療については，医療関係者の19の団体が2009年に「チーム医療推進協議会」を発足し，2010年に厚生労働省による「チーム医療の推進に関する検討会」がもたれました．これを機にチーム医療が加速し，チーム医療を実施する医療機関が増えてきています．

　近年の医療の高度化・複雑化に伴う業務の増大により，医療現場の疲弊が指摘されるなど，医療のあり方が問われています．医療の進歩により医療の質，安心，安全な医療が求められるようになり，それらが患者や家族の声となり，チーム医療が重視されるようになってきています．また，近年の高齢化により，患者の社会的・心理的な観点，生活への配慮も求められるようになり，医療スタッフだけでは担えない専門性が必要とされ，チーム医療の推進には必須となっています．

　チーム医療により患者を中心とした，より質の高い医療を実現するためには，医療スタッフの専門性を高めるとともに，これまでの医療からの発想の転換が必要となっています．チーム医療の具体的な効果としては，図3 が期待されています．

---

①医療安全の向上：医療の標準化・組織化

②医療・生活の質の向上：疾病の早期発見・回復促進・重症化予防

③医療従事者の負担の軽減：医療の効率性の向上

図3　チーム医療の具体的な効果

患者にとっての最適な医療，安心・安全の医療サービスは，チームワークがなければ最善のチーム医療の提供はできません．スタッフが連携，協働し，各専門技術を発揮することで，患者のQOL（生活の質）の維持・向上，患者の望む医療サービスが可能となります．チーム医療では，それぞれの職種の仕事内容や責任の範囲，職種間の関わり方などを明確にし，対等な立場で意見を交換し合い，役割分担することが重要です．それが，安心・安全の医療サービスを充実させ，ヒューマンエラーを最少にすることに繋がります（表2）．

　チーム医療推進協議会は，歯科衛生士のサポートチームとして図4の6種をあげ，「医療安全管理チーム」の実施項目として，表3を示しています．

**表2　チーム医療で大切なこと**

| ①目標が明確になっていること | 一つの目標に向かって患者とスタッフが一丸となって取り組むことで，チーム力が高まり効率のよい支援体制が望めます． |
|---|---|
| ②患者自身が積極的に参加できる支援体制 | 治療方針について納得したうえで，患者が自ら治療に能動的に協力できる環境が大切です． |
| ③患者およびスタッフ間の良好なコミュニケーションを構築するためにコミュニケーション能力の高い人材が必要 | 報告，伝達，連携による円滑な情報交換，情報の共有が不可欠です．コミュニケーション能力の高い人材がいることにより情報が増え円滑にすすみます． |
| ④個人情報の取り扱いには十分に注意する | スタッフ間での情報の共有は大切ですが，不必要な情報を安易にチーム内に広げないようにします． |
| ⑤専門職が，それぞれの領域で役割と責任を果たせるようにする | 医学の進歩で高度な医療知識や技術が求められます． |
| ⑥豊かな人間性，品格と教養を身につける努力を続ける | 医療人である前に，社会人であることを忘れてはなりません． |

▶医療安全管理チーム
▶呼吸ケアサポートチーム
▶摂食嚥下チーム
▶栄養サポートチーム（NST）
▶糖尿病チーム
▶緩和ケアチーム

図4　歯科衛生士の活躍が期待されるサポートチーム

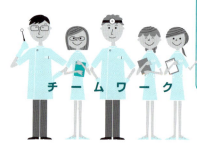

目標を達成するために，チームのスタッフが各々の専門的役割を分担して協働します

チーム医療を享受するためには，スタッフ側だけではなく，患者自身が自分を取り巻くチームスタッフが，どのような専門技術を持ってサポートしてくれるのかを知ることが必要です．そして，キュアやケアに関する質問や悩みの相談を，いつでもスタッフに伝えられることが大切で，ここでも重要なアドボケーターの役割があります．

## 1）スタッフとしての役割

歯科衛生士はチームのスタッフとして，患者が医師や歯科医師の説明に十分な理解が得られているかを確認し，不十分な場合は補足説明が必要となります．また，言葉に表せない患者の場合は家族のメッセージをキャッチして言語化し，関係する専門職スタッフへ橋渡しをすることも大切です．患者や家族からの不安や不満を打ち明けられることもあり，患者の背景にある悩みをしっかり受け止められる身近な存在として，アドボケーターの役割を果たさなければなりません（図5）．

表3 医療安全管理チームの実施項目

| ①ユニット | 始業時・終業時に歯科医療機器の点検・チェックを行うとともに，ユニット周辺の安全確認を行い，ユニット操作による事故（打撲・はさみ・転倒など）を防止する． |
|---|---|
| ②歯科診療補助 | 歯科診療中の誤飲・誤嚥などのトラブルを防止するため，患者の嘔吐反射や口呼吸などに関する情報を事前に確認し，報告する． |
| ③専門的口腔清掃 | 歯科診療・口腔外科手術などの実施に際し，口腔細菌による感染防止のため，術前・術後の専門的口腔清掃を行う． |
| ④誤嚥性肺炎などのリスク管理 | 誤嚥の可能性のある患者やうがいが困難な患者においては，専門的口腔清掃の実施後，口腔内付着物・沈着物を口腔外に排出するなど，誤嚥性肺炎などのリスク管理を行う． |

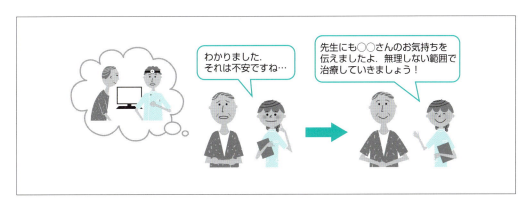

図5 チームスタッフとして患者の想いを受け止める

## 2）チーム医療の今後

近年の高齢化や生活習慣病の増加により，疾病構造は変化してきています．病気になった時に，地域のどこで，どのような医療が受けられるかという不安，重症化が進み医療の流れや医療機関相互の連携がわかりにくいという現状があります．地域における医療機関を有効かつ効率的に活用し，安心して医療を受けられるような地域医療連携の充実が求められています．今後ますます，超高齢社会が進む中で医療と介護などの連続したチーム医療の取り組みが求められています．

# ❹ チームワークの行動的側面の分類

医療現場では，専門職からなるチームが，チームスタッフで連携を保ちながら業務を遂行しています．したがって，医療現場において医療安全を達成するために，チームレベルでの検討が必要とされます．また，医療現場には，目的に応じて設定された多様なチームが存在し，さまざまな人間関係が展開されています．各チームは，社会的相互作用を通じて，医療安全の達成に関わり，医療現場のルールやチーム力が醸成されていきます．Rousseau, Aube, & Savoie はチームワーク行動を表4のように示しています．

また，チームワークには行動の側面のみだけではなく，スタッフのチームに対する態度や感情，認知といった心理的要素もチームワークに含めるべきであるとする意見もあり，表5のように分類されています．

**表4　チームワーク行動**

| チーム・パフォーマンスを統制し管理するための行動 | チームの円満な人間関係を維持するための行動 |
|---|---|
| ①業務を完遂するための準備 | ①精神的サポート |
| ②職務遂行状況の査定 | ②葛藤の統合的な調整・処理 |
| ③業務に関連する協働 | |
| ④チームとしての適応・調整行動 | |

（Rousseau, V., Aube, C., & Savoie, A.: Teamwork behaviors-A review and integration of frameworks. *Small Group Research*, 37(5), 540-570, 2006. より）

**表5　チームの行動的側面と認知的側面**

| 行動的側面 | 認知的側面 |
|---|---|
| ▶目標や作業計画の確認<br>▶情報の伝達・共有<br>▶協応行動<br>▶相互支援<br>▶状況・成果の確認 | ▶集団凝集性<br>　個人がその集団に属することに対して感じる魅力のこと<br>▶集団規範<br>　組織や集団で守るルールのこと |

# ❺ チームワーク評価とチームエラー

　チームワークの評価については，その年，最もチームワークを発揮し，顕著な実績を残したチームを表彰する「ベストチーム・オブ・ザ・イヤー」というアワードがあります．その選考基準に，チームアウトプットとして，「効果」「効率」「満足」「学習」「人重視」の5つがあげられています．チームワークというと，目に見える「効果」や「結果」が注目されますが，それだけではなく，チームで仕事をした時のスタッフの"満足感"や"学習した気持ち"までをアウトプットにしています．実績を残したチームスポーツでもわかるように，チームプレイにより個々の実力以上の力が発揮でき，成果に繋がっています．

　医療サービスにおいても例外ではありません．よいチームに所属しスタッフに恵まれ，かつ力を十分発揮することができれば，スタッフの自己効力感が高まり，セルフイメージ（自分が描いている自己像＝自己イメージ）が行動にも反映されてきます．セルフイメージが思考や行動に繋がり，それがチーム全体の力となり，キュアやケアの向上，医療安全に役立つことになります．スタッフ間の関係が良好であれば，根拠のない不安感から解放され，自分がチームに必要とされていることが自覚でき，安心して業務に専念できることが，安全性を高める行為に繋がります．

　チームエラーはチームでの行動において，個人あるいは複数のチームスタッフによって起こしたミスで，チーム内で防ぐことができなかった，あるいは修復できなかったものをいいます．Sasou & Reason によれば，チームエラーはミスの「発見失敗」「指摘失敗」「修正失敗」の3段階からなると指摘しています．さらに，この3段階にコミュニケーションエラーが存在すると，ミスをリカバリーできず，事故を引き起こす結果になるとしています[7]．

　医療現場において，チームワークがうまく機能しないと，リーダーがどんなに安全を志向しても，円滑なコミュニケーションや統制のとれた共同動作が困難になり，リーダーシップを十分に発揮できず，結果としてエラーを起こしやすい状態になります．コミュニケーションエラーでは，チームスタッフの人間関係が大切でコミュニケーションを単なる情報の伝達ということだけで捉えるのではなく，互いの知識，技術，態度，個性や人格を尊重し合いながら協働すること，情報の共有により医療安全の達成を目指すことが重要です．

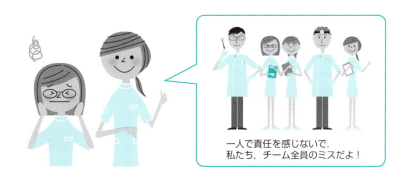

## ❻ 仕事のやりがいを感じさせるチームワークとは

　チームの医療スタッフには，医師，歯科医師，薬剤師，看護師，歯科衛生士，診療放射線技師，理学療法士，作業療法士，言語聴覚士，臨床検査技師，臨床心理士，管理栄養士など，多職種が関わり協働しています．

　歯・口腔の健康は人びとにとって，「おいしく食べる」，「楽しく会話する」，「呼吸する」など，健康で生き生きとした生活を送るための大切な要件です．歯・口腔の健康を通して，全身の健康や生活の質の向上を図るうえで，大きな役割を果たしています．歯科衛生士は，歯科衛生士法に定められているように，「歯科疾患の予防及び口腔衛生の向上を図ること」を目的に，胎生期から高齢期までのライフステージを通じた，歯・口腔の健康づくりをサポートする専門職です．

　近年，歯科衛生士は歯科医療機関だけでなく，病院をはじめ，高齢者の居宅や介護老人保健施設，社会福祉施設などでの活動が増加してきています．特にがん患者の周術期において，口腔保健や口腔機能の維持・増進を目指した専門的業務が，術前，術後の回復やQOLの向上に繋がり評価されるようになってきています．さらにチーム医療における医科・歯科連携が推奨されるようになり，病院でのチーム要員として歯科衛生士の役割が注目されるようになってきています．

　チームでの業務の遂行には，個々のコミュニケーション・スキルを高め，医療従事者としての行動に責任をもって，臨機応変に対応できることが，チームワークにとっての大事な要素です．スタッフ全員が，キュアやケアの目標を正確に把握するのは勿論ですが，過程での方法は多様であっても，互いに連携を取りながら最後まで進めることが必要です．業務を通してさまざまな人と関わり，その中でチームワークを大切にして仕事を進めようと心がけることが，チームワークを向上させるためのマナーであると考えます．マナーを守ることで，チームスタッフ間の友好な関係ができ，円滑な仕事への反映となり，仕事への楽しみや達成感が得やすくなり，自律した積極的な取り組み，やりがいのある仕事へと導くことになります．

　それには，前述したように，チームスタッフ全員が図6を共通認識として理解しておくことが大切です．

▶明確な目標を共有すること
▶積極的に取り組むこと
▶自分がすべき役割を正しく認識すること
▶報連相（ほうれんそう）を忘れないこと

**図6　チームスタッフ全員で必要な共通認識**

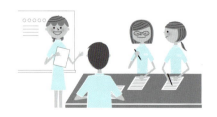

## ❼「報連相」を忘れずに！

「報連相(ほうれんそう)」とは，「報告：リーダーに経過や結果を告げること」，「連絡：業務上知り得た主要な事実や決定事項を関係者に伝えること」，「相談：迷った時にはリーダーに判断やアドバイスをもらうこと」です（図7）．さまざまな場面で「報連相」を怠ったために，業務を円滑に進めることができなくなったり，リーダーやスタッフとのトラブルの原因にもなったりします．報告せずに独りよがりな作業をしたために間違いを起こす，連絡をしなかったために無駄な作業が発生しスタッフに迷惑をかける，相談をしなかったために大きなミスを起こすなど，トラブルを起こす原因となります．また，リーダーが知らなかったために，リーダーシップを発揮できず，無駄な時間を費やすことにもなります．ルールを守ることがチーム医療を発展させるためには大切です．

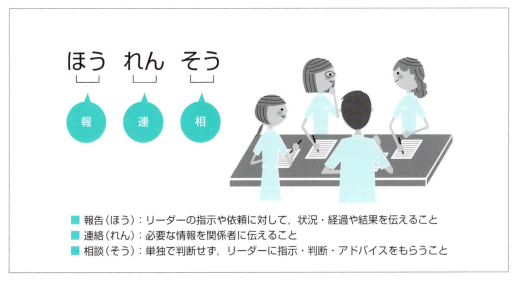

図7　報告・連絡・相談

**参考文献**
1) 山口裕幸：セクション社会心理学 24 チームワークの心理学－よりよい集団づくりをめざして－．サイエンス社，2008．
2) 山口裕幸：コンピテンシーとチーム・マネジメントの心理学（朝倉実践心理学講座）．朝倉書店，東京，2009．
3) 古川久敬編著：人的資源マネジメント「意識化」による組織能力の向上．白桃書房，東京，2010．
4) 秋保亮太，縄田健悟，中里陽子ほか：The Japanese Journal of Experimental Social Psychology 2016. Vol55, No2, 101-109.
5) 中島成一：良いチームワークとは？ 強いチームづくりに大切な5つのこと！ サンタ通信 2016. 7月号，中島薬局，2016.
(http://nakajima-pharm.co.jp/sanntatuusinn/tuusinn 2016-7-10-2/)
6) Sasou, K. & Reason, J.: Team errors-definition and taxonomy *Reliability Engineering and System Safety* 65, 1-9, 1999.

# 2 ノンテクニカルスキルの向上

## ❶ 欠かせないノンテクニカルスキル

### 1）なぜノンテクニカルスキルが必要なのでしょうか？

　仕事を行うときには，その仕事を行うためにテクニカルスキル（専門的な知識や技術）が必要です．テクニカルスキルとは，仕事をするうえで最も外せないスキルのことで，経験を積むなかでそのスキルの向上が求められます．

　しかし，知識や技術のみの習得だけでは，ハイレベルなテクニカルスキルは身につきません．テクニカルスキルの向上には，社会生活で必要な常識や心構え，対人能力，思考力などのノンテクニカルスキル（非医療技術）についての習得が必要です．ノンテクニカルスキルの基礎固めをしておけば，自ずと専門知識や技術も身についてきます．

　ノンテクニカルスキルが必要とされる場面としては，患者との面談や電話応対などのコミュニケーション，多職種とのミーティングなどがあげられます．一人のビジネスパーソンとして仕事をするためには，医療知識や医療技術だけではなく，社会人としての一般常識や礼儀作法の習得も欠かせません．

　近年では，若い世代の職業意識の変化から，職場や地域社会で多様な人々と仕事をしていくために必要な基礎力として，専門知識に加え，「前に踏み出す力」「考え抜く力」「チームで働く力」の3つの能力からなる社会人基礎力（図1）を高める必要性が提言されています[1]．

　医療安全を確保するためにも，患者とのコミュニケーションや，院内・院外の他職種との連携など，専門的な知識や技術以外のノンテクニカルスキルの向上が重要となってきています．テクニカルスキルとノンテクニカルスキルは，安全の確保と質の高い医療を行ううえで，どちらも欠くことができません．この2つのスキルのイメージをつかんでおきましょう（図2，表1）[2,3]．

### 2）ノンテクニカルスキルによって医療事故を減らせる！？

　2009年に発表された英国会議「患者安全」報告書には，「ノンテクニカルスキルの訓練に

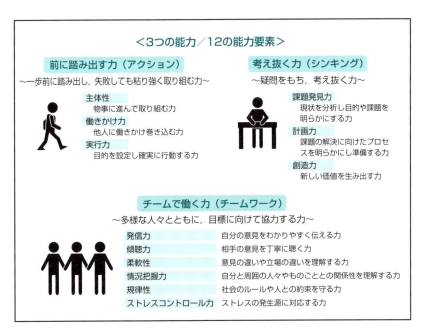

**図1 社会人基礎力**[1)]
「職場や地域社会で多様な人々と仕事をしていくために必要な基礎的な力」を3つの能力（12の能力要素）からなる「社会人基礎力」として定義づけしている．
（経済産業省 http://www.meti.go.jp/policy/kisoryoku/kisoryoku_image.pdf より）

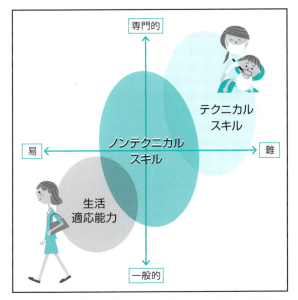

**図2 テクニカルスキルとノンテクニカルスキルの関係**
（円谷 彰：外科医のノンテクニカルスキル 患者の安全のために望まれる行動と能力より）
ノンテクニカルスキルは特殊な技術を必要とするものではない．

**表1 テクニカルスキルとノンテクニカルスキル**

| テクニカルスキル<br>Technical Skill（医療技術） |
|---|
| ▶現場における職務遂行に直接関わる専門的な知識や技術などのスキル |

| ノンテクニカルスキル<br>Non-Technical Skill（非医療技術） |
|---|
| ▶テクニカルスキルを支えるための医療現場で必要なあらゆるスキル<br>▶チーム医療における安全や質の確保に不可欠なスキル |

より，医療エラーを50％減らせる」と明記されています[4)]．また，わが国の医療事故要因事例として，医療事故の大きな要因の半数以上は，ノンテクニカルスキルが影響していることが報告されています[5)]．その多くは，「確認を怠った」「観察を怠った」「判断を誤った」など

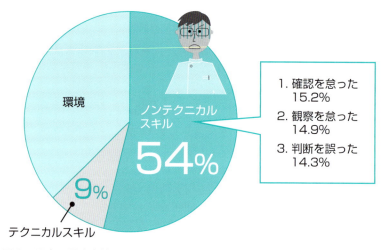

**図3 日本の医療事故の要因**[4]
（医療事故情報収集等事業 平成21年年報, 財団法人日本医療機能評価機構 医療事故防止事業部 より引用改変）

で, 直接的な医療技術とは異なるものです（図3）.

ノンテクニカルスキルの向上には, 人的要因によるエラーを最小限に抑えることを目的として, 患者安全のために望まれる行動と能力を研鑽することが重要です. 特に「状況認識」,「意思決定」,「コミュニケーションとチームワーク」,「リーダーシップとフォロワーシップ」などのスキルアップが大切です（表2）[3)6)]. これらのスキルは安全や質の確保に必要なもので,「考えるチカラ」「伝えるチカラ」「決めるチカラ」そして「動かすチカラ」の4つの体系があります（表3）[7]. また, これらは業務を遂行するだけではなく, 日常生活や家庭生活にもあてはまることで, 日々の心がけしだいで磨いていくことができるものです. まさに, 社会人基礎力は医療人基礎力ともいえるでしょう.

先にも述べたように, 医療事故を軽減し医療の安全を高めるためには, テクニカルスキルのみならず, ノンテクニカルスキルの獲得が重要です. 事故が発生する起因がコミュニケーション不足にあることを認識し, チーム力が良好でないとエラーに繋がってしまうことを理解し, テクニカルスキルとノンテクニカルスキルの向上に努めましょう.

## ❷ 医療におけるノンテクニカルスキルを学ぼう！

医療の本来の仕事は作業ではありません. 科学的な知識, アセスメント能力, コミュニケーション能力, そして総合的な人間力が求められる専門性の高い仕事です. 前述のノンテクニカルスキル（表2）について, 具体的な事例を織り交ぜて紐解いていきましょう.

表2　ノンテクニカルスキル[3]

| 1. 状況の確認 | 周囲の環境から今後の展開を予測する |
|---|---|
| 2. 意思の決定 | 状況を判断し行動する |
| 3. コミュニケーション | 「伝える力」「聞く力」を養う |
| 4. チームワーク | お互いを支援し，意見の相違の解決，情報交換を行い協調する |
| 5. リーダーシップ | 標準的な意思主張を維持し，負荷を分散するように調整する |
| 6. 個人の限界 | ストレスや疲労の管理を行う |

表3　医療の安全と質の確保に必要なチカラ

| 1. 考えるチカラ | 自ら物事を論理的，客観的に理解して考える能力 |
|---|---|
| 2. 伝えるチカラ | 自分の想いを伝えるプレゼンテーション能力 |
| 3. 決めるチカラ | 正しい答えをみつけ出すファシリテーション能力* |
| 4. 動かすチカラ | ビジョン（今後目指すべき姿），ミッション（どんな価値を提供するのか）を示す能力 |

*ファシリテーション：会議などの集団活動で発言や参加を促したり，話しの流れを整理し支援すること．

## 1）状況の確認

周囲の状況やタイミングなどを見て，聞いて，理解し，次に何が起こるかを予測します．
状況の確認には，　情報の収集　➡　状況の把握　➡　次の予測　の3つの段階から成り立っています．
診療室内の全体的な**環境**（患者，歯科医師・歯科衛生士・受付などのスタッフのチームワーク，器具・器材）を**的確に把握する能力**を向上させ維持します．
これらの状況や手がかりをもとに疑問点を解決できるようにします．いわば，その場の雰囲気から状況を推察する（空気を読む）こと．特にその場で自分が何をすべきか，すべきでないか，相手のしてほしいこと，してほしくないことを推測して判断できるようにします．

## 行動の模範例

❶ 治療内容について患者の同意を得ているのか確認します．

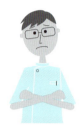

患者さんは本当に同意しているのだろうか・・・？

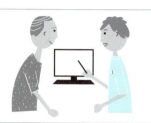

❷ 治療に際して，器具・器材の位置や術式・術者の行動について把握し，次に何が起こるか，必要な行動を理解していることが必要です．

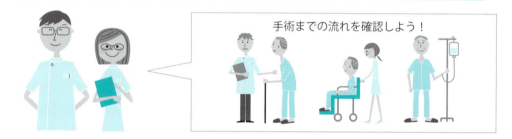

手術までの流れを確認しよう！

❸ 他のスタッフからの情報収集（例：患者の性格：温厚，神経質など）を行います．

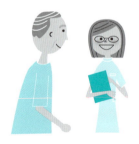

✓ 久しぶりの歯科治療で緊張している．
✓ 患者さんの希望は「なるべく保存したい．」「痛いのはイヤ」．
✓ 性格は温厚そう．喋り口調は穏やか．
この情報は，他のスタッフにも共有しておこう！

❹ 周囲の環境にも気を配ります（例：エアコンの温度調節など）．

外はとても暑いようだから，少し低めの温度設定にしておこう．

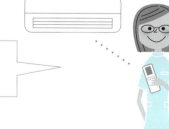

## 模範にしてはいけない行動例

### ❶ 1つの業務にのみ没頭して周囲がみえない．

**具体的には…**

担当患者のスケーリングのみに没頭してしまう．
→ 医院の混雑状況などを把握できず，予約時間の管理ができない．
→ 患者からのクレームに繋がる．

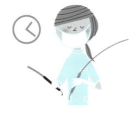

### ❷ 診察とは関係のない非適切で無意味な行動に注意をとられ，集中力を欠く．

**具体的には…**

スマートフォンに今晩の食事場所の連絡をもらうことになっている．
→ 診療時間内にスマートフォンを複数回確認してしまう．
→ 集中力欠如によりエラーを招く可能性がある．

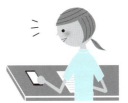

### ❸ 歯科医師や上司の指示に耳を傾けることができない．

**具体的には…**

自己判断で行動してしまう．
→ 治療部位の左右の誤りなどが発生する可能性がある．
→ 結果として重大なミスに繋がる．

### ❹ 他のスタッフが会話している話を耳に入れようとしない．

**具体的には…**

自身が会話に加わっていない場合には，周囲の話題を聞こうとしない．
→ スタッフとのコミュニケーションが希薄となる．
→ ヒューマンエラーに繋がる可能性がある．

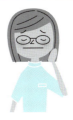

### ❺ 適切なタイミング時に質問をしない．

**具体的には…**

わかったつもりになり，疑問や不安が残っていても処置を進めてしまう．
→ 現状を誤認している可能性がある．
→ 重大な事故に繋がる．

## 2) 意思の決定

　医療における意思決定の難しい点は，その場その場で決断が求められることです．1週間考えてから決められるということは許されませんので，瞬時に状況を判断し行動する能力が必要です．特に生命に直結する事態であればなおさらです．この代表的な事例として医療安全でよく引用されるのが，全身麻酔予定手術患者の気道確保が困難な状況（気管挿管もマスク換気もできない状態）で，気管挿管にばかり固執してしまい，気管切開を選択せずに死亡してしまったケースが報告されています[8]．

　では，具体的にどうすればよいのでしょうか？　以下の事例で考えてみましょう．

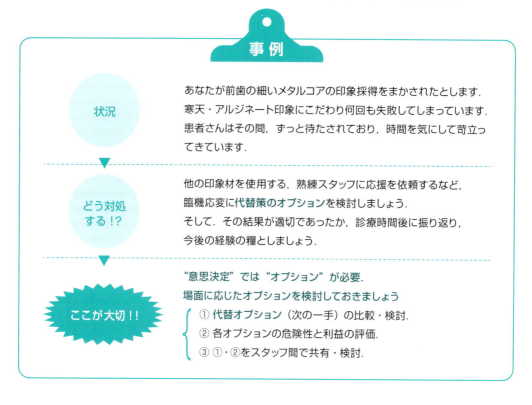

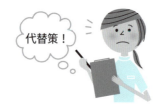

## 3）コミュニケーションとチームワーク

　コミュニケーションの不備によって，思わぬ事態が起こり，問題がさらに深刻な事態へと繋がることが少なくありません．スタッフ間の確実なコミュニケーションは，安全の第一歩といえます．「**伝える力**」「**聞く力**」を養い，お互いを支援し，意見の相違の解決，情報交換を行い協調することが重要です．そのスキルは，「**情報の交換**」，「**共通認識の確立**」，「**チームメンバーとの連携**\*」です．

　特に慣れたスタッフ間のコミュニケーションには注意する必要があります．「いつもそうだから」⇒「多分そうであろう」と考えがちです．「あのときにもう少し確認しておけば，こんなことにはならなかったのに」とならないためにも，慣れたスタッフ同士ほど，**確認会話**（Column11：P.121参照）の実践が重要です[8]．メッセージの送り手は，「あれっ」と思ったら，「先ほどはこう言いましたが，確認の意味で繰り返しますと，これはこういうことです」と口に出しましょう．受け手の側も「ちょっとおかしい」と思ったら「すみません．先ほどは，○○のように聞こえましたが，確認の意味でもう一度お願いします」あるいは「それは，こういうことですよね」などと確認することが必要です．さらに，確実なコミュニケーションのためには5C（図4）を心掛けましょう[9]．また，ビジネスマナーでよく使われる「報告・連絡・相談（ほうれんそう）」（P.11参照）は，仕事をスムーズに進めるために欠かせません．報告によって，コミュニケーションが密になり，連絡によってスタッフ間の意思の疎通がうまくいきます．

① Clear（明確）
② Correct（正確）
③ Complete（完全）
④ Concise（簡潔）
⑤ Confirm（確認）

**図4　確実なコミュニケーションの5C**

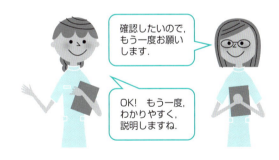

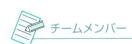 チームメンバー

本書では，職種を越え，並列な関係で，互いに疑義を出し合い，共通のゴールを目指している仲間として「チームメンバー」を用いています．

# 患者との良好なコミュニケーションのために

Column 1

1. 患者の気持ちを充分に汲み取り，**パターナリズム**\*に陥らないよう患者との良好なコミュニケーションを獲得することが重要です．

2. 患者に病状や治療法などについて十分説明をし，患者が理解し納得したうえで，自らにふさわしい医療を選択できるようにすることが求められています．近年では**SDM**\*という考え方が必要とされています．

3. 医療スタッフの話す言葉や意味が十分に理解できない場合もあり，わかりにくい言葉は，わかりやすくする工夫が必要です．

4. 「気配り」：自分は何ができるか考える．
「目配り」：相手や周囲を観察する．
「心配り」：観察して考えたことを行動に移す．
そして，「笑顔」や「細かい声かけ」などに
努めます．

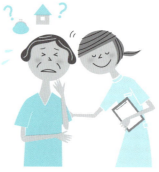

 パターナリズム

強い立場にある者が弱い立場にある者の利益になるようにと，本人の意思に反して介入することです．日本では父親主義，家父長主義などと訳されています．

 SDM（Shared decision making：シェアードデシジョンメーキング）

治療方針の決定には「インフォームド・コンセント」，「インフォームド・チョイス」が用いられてきました．しかし，コンセント（医師が決定し患者が同意する）もチョイス（選択肢を出して患者が決める）も医師か患者のどちらか一方が決める表現になっています．そこで両者で決めることを重要視した，シェアード（Shared：共有して）という表現が推奨されます．ただし，高齢者などでは判断能力（意思能力）を欠く場合もあり，注意が必要です．

## 4) リーダーシップとフォロワーシップ

　リーダーシップとは,「チームリーダーの個人の資質」と考えられがちで,個人または集団に対する「指導力」「統率力」「影響力」という意味に使われていますが,そうではありません.リーダーシップは,チームのトップであるリーダーのみが発揮するものではなく,チームメンバー(**フォロワー**)全員が発揮すべき能力のことで,最も重要な要素の一つに「**他者の支援**」があります.

　すなわち,チームで業務を行う際には共通の目標があり,目標達成に向けてメンバーの力を結集し,効率よく働きがいをつくりだすためにとる行動です.チームリーダーはチームメンバーを支援し(図5),メンバーはリーダーや他のメンバーを支援する能力(フォロワーシップ)が必要です(図6).

　一例をあげますと,緊急時の救急蘇生は一人では不可能なため,複数人がチームとなって動き,騒がず,慌てず**チームダイナミクス**(Column 2:P. 22 参照)が必要となります.これは簡単に言うと,メンバーの力をチームリーダーがマネジメントし,「正しい方向に持っていくこと」です.すなわち,チームリーダーとチームメンバーのそれぞれが各々の役割を果たし,やるべきことを実行することです.

　救急蘇生のリーダーは,必ずしも歯科医師とは限りません.歯科衛生士がスケーリングをしていて,患者さんが急変することも考えられます.その際には,あなたを含む周囲のスタッフが迅速に蘇生に対応し,自分の判断や指示を明確にメンバーへ伝達しなければなりません.このような,**一次救命処置**(BLS:Basic Life Support)では質の高い**CPR**:(CardioPulmonary Resuscitation:心肺蘇生法,胸骨圧迫と人工呼吸)の重要さと,**救命の連鎖**(Column 3:P. 22 参照)が途切れることなく,メンバーが一丸となって蘇生という目標に向かって活動するためのチームダイナミクスが強調されます[10)][11)].

---

1. 何でも言える雰囲気や環境をつくる.
2. チームメンバー各自に役割を認識してもらい,役割に応じたリーダーシップが発揮できる環境を整える.
3. 問題解決に際しては決断力を発揮する.

図5　チームリーダーの心構え

---

1. プロフェッショナリズムと責任感をもって自分の役割を認識しましょう.
2. 役割や専門に応じたリーダーシップを発揮しましょう.
3. 必要なことは,勇気をもって声に出して言うことが必要です.

図6　チームメンバーの心構え

## Column 2 緊急時対応でのチームダイナミクス

チームには**リーダーシップ**と**フォロワーシップ**があり，チームメンバーそれぞれが力を発揮し，助け合うことが重要です．

**❶役割分担をすることで責任分担をするという意識をもつ**
「誰かＡＥＤをお願いします」ではなく，「あなたがＡＥＤを持ってきてください」などと具体的に相手を指定します．

**❷リーダーとメンバーは声を出し合い，確認しあう**
冷静に効果的な蘇生努力を行います．急変時は動揺しますが，「怒鳴る」ことなく落ち着いて１つずつ確実に処置します．

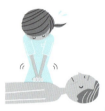

（例）
リーダー：胸骨圧迫を１分間に１００回以上〜１２０回のテンポで開始してください．
メンバー：はい！　１分間に１００回以上〜１２０回のリズムで始めます．
　　　　　押す強さは，胸が約５ｃｍの深さの圧迫でよいですね．
リーダー：ＯＫ．絶え間なく胸骨圧迫を続けて！

## Column 3 救命の連鎖　chain of survival

傷病者の命を救い社会復帰に導くために必要な一連の行いをいいます．**救命の連鎖**には，「**心停止の予防**」，「**早期認識と通報**」，「**一次救命処置（ＣＰＲとＡＥＤ）**」，「**二次救命処置と心拍再開後の集中治療**」の４つの輪があり，この連携で救命効果が高まります．

救命の連鎖が全て迅速に行われてはじめて，傷病者の救命が成功する可能性が出てくるとも言われています．逆に言えば，救命の連鎖の輪のどれか１つでも欠けてしまうと，救命の可能性はほとんどなくなるということになります．

**救命の連鎖**

心停止の予防　→　早期認識と通報　→　一次救命処置（CPRとAED）　→　二次救命処置と心拍再開後の集中治療

## 5）個人の限界（ストレスや疲労）の管理

エラーのリスク要因として，「勤務時間」，「仕事の負担度」，「仕事のコントロール度」，「仕事の適正度」，「心理的ストレス」，「身体的ストレス」，「疲労」などとの関連性が示されています（表4）[12]．これらのストレスや疲労の管理はエラーを防ぐためにも重要です．健康状態を自己管理するとともに職場（歯科医院）の環境整備も必要です．

また，仕事には，業務が集中する忙しい時と，比較的余裕のある時とがあります．忙しいときは，人は得てしてミスを起こしやすくなります[8]．余裕のある時間帯に，業務が集中するときの作業を配分する工夫も必要です．

表4　ストレスや疲労によるヒューマンエラーの要因

| 1. 内的要因 | 体調，気分，意欲，不安，心配事など |
|---|---|
| 2. 作業環境要因 | 作業環境，作業条件，作業場での人間関係など |
| 3. 時間的要因 | 作業時間，残業時間など |

---

### Column 4　歯科臨床でのリーダーシップとフォロワーシップ

どんなにすばらしい技術や機器，どんな安全な仕組みもあっても最後は"人"です．安全・安心な歯科診療を目標に，何でも言える雰囲気や院内環境の整備が重要です．

■リーダーシップ

**「チーム医療」**において，歯科医師が果たす役割として大切なことはスタッフの知識や意見を効果的に引き出すことです．歯科医師が知らない情報，歯科医師に伝えにくいこと，クレームなどを歯科衛生士，受付などがもっていることもあります．

診療開始前のブリーフィング（ミーティング）時にスタッフから患者の情報を引き出して共有し，各スタッフに各々の役割を分担することが重要です．

■フォロワーシップ

光重合レジンによる充塡処置（手順：エッチング→水洗→ボンディング→充塡→光照射）を事例として説明します．（注意：最近はエッチングを行わないプライミング処理や，1液性のボンディングシステムもあります．）

Q：仮に，歯科医師がエッチングを忘れてボンディングから作業を始めてしまったらあなたはどうしますか？

A：歯科医師に「エッチングをしないのですか？」
　　ではなくて，「エッチングは，どうしますか？」と提案しましょう．

## ❸ 人の特性を理解したチームによるヒューマンエラー対策

　人間の行動は，人間自身がもつ知識や経験などの内部の影響だけでなく，外部環境の影響も受けています．この人間の行動・判断の背景要因を行動形成要因（Performance Shaping Factors: PSF）とよびます．例えば，多忙や疲労，睡眠不足などの外部環境が要因となり確認不足，連絡不足からコミュニケーション不足を誘引し事故を引き起こしてしまいます．

　このように，医療事故の原因の多くは，チームワークの不備によるコミュニケーションエラーなどヒューマンエラーが関係しています（表5）[12)〜17)]．これらのエラーを防止するためには，コミュニケーションやチームワーク，リーダーシップなど，チームで働くうえで欠かせないノンテクニカルスキルの向上が必要です．特にコミュニケーションスキルは重要であり，コミュニケーションの不備によって，思わぬ事態が起こり，問題がさらに深刻な事態へと繋がることが少なくありません．医療者間の確実なコミュニケーションは，患者安全の第一歩といえます．

**表5　ヒューマンエラーの原因**

| 1. 錯　誤 | 取り違い，思い違い，思い込み，ミステイクなどの判断 |
|---|---|
| 2. 失　念 | うっかりしてし忘れている状況 |
| 3. 能力不足 | 作業を遂行する能力，技量の不足 |
| 4. 知識不足 | やるべきことのすべを知らない |
| 5. 違　反 | 手抜きや怠慢，定められたマナーや規則を守らない |
| 6. 無理難題 | 能力をはるかに超えている，とても不可能な要求への許容 |

### Column 5　歯科診療でのコミュニケーション不足によるインシデント・アクシデント事例 [13)14)]

■思い込みによる確認不足の事例：「抜歯部位の取り違え」
- 歯科矯正治療の便宜抜歯の際の第一小臼歯と第二小臼歯の取り違え．
- 抜歯を行う歯科医師が，外来担当歯科医師から口腔内に埋まっている下顎左側智歯の抜歯指示をしたところ，その際に傾いて埋まっていた下顎左側第二大臼歯を誤って抜歯してしまった．

■再発防止策
1) 処置開始前と抜歯前に，患者本人，歯科衛生士などスタッフとともに口腔内とエックス線写真を見比べ，声を出して**「指差し」「読み上げ」**該当歯の確認をします．
2) 確認不足，コミュニケーション，情報の共有不足が原因であり，カルテに施術の注意点や模式図なども記載し注意喚起を促す方策を検討します．

## 1）診療の安全と質を向上させる Team STEPPS

　JCAHO（医療施設認定合同機構，現在の Joint Commission：米国の国際医療機能評価機関，第三者評価機構）によると，1995～2005 年の間に報告された 3,400 件余りの事故の根本原因のほとんどがコミュニケーションをはじめとするチームワークの課題であったことが報告されています[17]．また，米国科学アカデミーの IOM（Institute of Medicine：米国医学院）から 1999 年に出された報告書「人は誰でも間違える（To Err is Human）」でも，CRM（Crew Resource Management，Column 6：P. 31 参照）の概念を応用した多職種によるチームトレーニングの必要性が述べられています[17]．

　チームにおけるノンテクニカルスキル向上のために，米国で国防総省が航空業界などの事故対策実績をもとに，**米国医療品質研究調査機構**と協力して医療者向けに作成した Team STEPPS（Team Strategies and Tools to Enhance Performance and Patient Safety/ チームステップス）というツールがあります[15) 16) 17)]．これは，良好なチームワークを確立し，医療のパフォーマンスと安全性を高めるために有用な，世界標準の患者安全推進ツールとなっています[15) 17)]．

　Team STEPPS では，チーム医療を行ううえで必要な 4 つ（リーダーシップ・状況モニター・相互支援・コミュニケーション（図 7）の**コンピテンシー**（成果を生む望ましい行動特性）を掲げています[15) 17)]．チーム構成を 4 段階のピラミッド構造をもった三角形にたとえたマルチ・チームシステムが強調されています[18]．これらを実施することで，「知識」，「態度」，「パフォーマンス」の 3 つの側面（図 7）から**アウトカム**（結果，成果）が得られ[15) 17)]，**4 つのコンピテンシー**に期待される「**行動とスキル**」，「**ツールと戦略**」が示されています[15) 17)]（表 6）．研修は，ゲーム形式のものやロール・プレイング，グループワークな

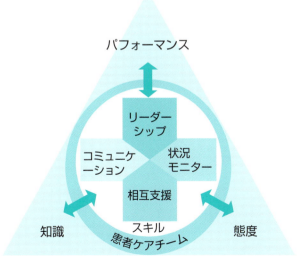

図 7　チームコンピテンシーの枠組みとアウトカム[17]

どの多くの演習を通して，参加者が気づき，知識を得て，実践に活かせるように工夫されています[16]．例えば，各論でも説明しますが，チームで協力して紙を切って作った短冊に糊をつけて輪をつくり，さらに鎖状に繋げる作業を行い，繋がった輪の数を競う「チームの鎖」という演習作業があります．（P.58参照）

表6　Team STEPPSにおける4つのコンピテンシー（実践能力）[15) 16) 17)]：一部改編・簡略化

| 4つのコンピテンシー | 行動とスキル | ツールと戦略 |
| --- | --- | --- |
| 1．リーダーシップ<br><br>・指示や調整，作業の割当て<br>・チームメンバーの動機づけ<br>・チームのパフォーマンスが最適になるように促進する能力 | ・チームメンバーの役割を明確にする<br>・ブリーフィング（打合わせ），ハドル（途中協議・相談），デブリーフィング（振り返り）などを行う<br>・チームの問題解決をする | ・リソースマネージメント<br>・権限の委譲<br>・ブリーフィング<br>・ハドル<br>・デブリーフィング |
| 2．状況モニター<br><br>・チームの置かれている状況・環境に対して共通の理解を促す<br>・適切な戦略を用いてチームメイトのパフォーマンスを正しくモニターする | ・メンバーの行動を相互モニターし，お互いのニーズを推測する<br>・お互いを気にかける | ・状況認識<br>・相互モニター<br>・STEP（ステップ）<br>・I'am Safe チェックリスト |
| 3．相互支援<br><br>・他のチームメンバーのニーズを予想し，作業量が多い時や，プレッシャーを強いられている時に，作業を委譲してバランスを保つ能力 | ・メンバーに責任を委譲する<br>・作業配分の不具合を修正する<br>・フィードバックを受けたり与えたりする<br>・対立を解決する<br>・患者擁護や主張を行う | ・作業支援<br>・フィードバック<br>・患者擁護（アドボカシー）と主張（アサーション）<br>・2回チャレンジルール<br>・CUS（カス）<br>・DESC（デスク）スクリプト<br>・協働 |
| 4．コミュニケーション<br><br>・チームメンバー間で情報を交換する能力 | ・重要な情報を伝える<br>・伝えられた情報が理解されていることを確認する | ・SBAR（エスバー）<br>・コールアウト（声出し確認）<br>・チェックバック（再確認）<br>・ハンドオフ（引き継ぎ）<br>・I PASS the BATON（「バトンを手渡します」） |

## 2) Team STEPPS で用いるコミュニケーションツール

### ① SBAR（エスバー：Situation-Background-Assessment-Recommendation：P.123 参照）

それぞれ，Situation：（状況；患者に何が起こっているか？），Background：（背景；臨床的背景と状況は何か？），Assessment（評価；何が問題だと思うか？），Recommendation and Request（提案と依頼；それを解決するためには何をすればよいか？）を示しており，患者の情報伝達などや，緊急の情報を伝達する際に，「情報・背景・評価・提案」を最低限として伝えることです．患者の状態などに関して，即座の注意喚起と対応が必要である重要な情報を効果的に伝達する方法です．

### ② コールアウト（声出し確認：Call out）

緊急の重要な場面では，全員が情報を共有できるよう大声で伝え合う方法です．

### ③ チェックバック（再確認：Check Back）（図8）

正確な情報伝達のため情報の発信，受領，再確認を決まりとして行うことです．

例えば，酸素の投与量を上げてもらう場面では，情報の発信者の「酸素を5L/分に上げてください」という投げかけに対して，情報の受け手は「はい」という答えだけでなく，「はい，酸素を5L/分に上げます」と答えるべきです．情報の発信者は再確認で「そのようにお願いします」と答えたほうがよいでしょう．

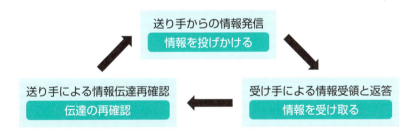

図8　情報発信者に戻るコミュニケーション

### ④ ハンドオフ（引き継ぎ：Hand Off）

日本語で「引き継ぎ」と言います．申し送り項目を共通化することでエラーの発生を防止する方法です．アメリカンフットボールの用語では味方選手に直接ボールを手渡すことを言います．

### ⑤ クロスモニタリング（Cross Monitoring）

チームメンバーが医療安全を遵守できていないときに他のメンバーが助言することで，チームにセーフティーネットを構築するというものです．これは他のメンバーを非難することが

目的でなく，建設的な意見として相手の立場を考えながらの指摘です．

例えば，担当医が「ロキソニンは1回60 mg　1錠，1日2回まで服用するように」と説明していたのに，処方箋には「1回60 mg　2錠，1日2回まで服用」と記載されていた場合，歯科衛生士は（あれ？　記載と違うな，でも，この先生には何でも言えるので，間違ってもいいから確認してみよう）と思い，「先生，処方箋には1回60 mg　2錠，1日2回まで服用となっていますが，いかがでしょうか？申し訳ございませんが，ご確認していただけますか？」と伝えます．すると，担当医は「そうだったね．処方箋が間違っていたね．1回60 mg　1錠，1日2回に訂正します．よく言ってくれた，ありがとう」と応じるような場合があります．

### ⑥ 2回チャレンジルール（2 Challenge Rule）

重要な安全義務違反を感じたり発見したりした場合，とりあえずその危険な医療行為を中断させるため繰り返しアピールする努力をすることです．一度言って相手に無視されても，もう一度伝える努力をします．相手の誤りを非難するのではなく，相手が気づいていない情報を提供し，正しい判断を促す業務支援ツールであることを理解しておく必要があります．

### ⑦ CUS（カス）

I am concerned.（私は心配です），I am uncomfortable.（私は不安です），This is a safety issue.（安全上問題がある）の3項目の頭文字をとったもので不安なことは不安であると躊躇せず表現する．相手の対応をみて「気になる」「心配だ」「安全上問題あり」と感じたとき，「ちょっと待ってください」とはっきり表現する緊急避難対応のことです．「ちょっと待ってください」という言葉が出たときは，必ず手を止めて，相手と議論する決まりです．ダメなものはダメ，心配事は発信するということです．

### ⑧ DESC（Describe-Express-Suggest-Consequence）（デスク）スクリプト

それぞれ，Describe（具体的な状況・データの説明）-Express（それに対して自分がどのように感じているのか）-Suggest（代替案の提案）-Consequence（結論）のことです．DESC（デスク）スクリプトとは，チームメンバー間の対立を解決するための建設的な対応の1つで，「I message（私は…と思う）」を活用し，Describe（具体的な状況・データを提供し，問題となっている状況や行動を説明する）-Express（その状況に対して懸念を表明する）-Suggest（代案の提案し，同意を求める）-Consequence（意見の一致を目指して，チームで決めた目標を基に，結論を述べる）の項目を相手に伝えることです．

### ⑨ I PASS the BATON（表7）

ハンドオフは「I PASS the BATON」とよばれるリストを遵守することが勧められています．「引き継ぎ」に必要な10項目の単語の頭文字を取ったもので，確認すべき項目一覧として使用されています．英語ですので日本では馴染みにくいかもしれません．

表7 I PASS the BATON

| Introduction（自己紹介） | 自己紹介 |
|---|---|
| Patient | 患者氏名，年齢，性別，所属 |
| Assessment | 主訴，バイタルサイン，問題のある徴候，診断 |
| Situation | 現在の状況，変化，治療後の反応 |
| Safety | 命に関わる検査結果の有無，危険信号，例えば，アレルギー，胸痛，激しい頭痛，1分間に140回以上の頻脈など |

| the | |
|---|---|
| Background | 患者背景，既往歴，服薬状況，家族歴 |
| Actions | どのようなことが行われ，何が必要とされるか. |
| Timing | 緊急の度合い |
| Ownership | 責任者は誰か，家族の連絡先は誰か. |
| Next | 予想される変化は何か. |

⑩ I am Safe チェックリスト

Illness（病気），Medication（薬），Stress（心身のストレス），Alcohol and Drugs（アルコールや薬物），Fatigue（疲労），Eating and Elimination（食事と排泄）の6項目の単語の頭文字を取ったもので，自己評価のポイントを示しています．体調や能力などに対する自己評価も医療事故防止のための必須項目です．例えば，危険を犯してまでも能力以上のことをやっていないでしょうか？下痢をして体調が悪いのに無理して仕事をしていませんか？「できない」「体調が悪い」と言えない雰囲気はないですか？

## 3）Team STEPPS をどう汎用させると効果的なのか

　Team STEPPS はヒューマンエラーによる医療事故を防ぐためにコミュニケーションの確実性を高め，チームワークを改善することにより，個人の限界をカバーして，医療の質向上や患者安全に繋げることを目標としています．

　歯科保健医療を含めた地域包括ケアシステムが構築されつつある昨今，歯科医師，歯科衛生士は歯科技工士，歯科助手，受付のみならず，医師，薬剤師，栄養士，臨床工学士，理学療法士など多くの専門職と連携して患者の治療を担当する機会が増すことになります．密接な連携のためには職種や職務経験年数などのヒエラルキーを排除する必要があります．Team STEPPS は組織として確約することになります．また，患者を医療安全のためにチームの一員として認識することも重要です．相互支援としては，特に2回チャレンジルールを推進し，職種や職務経験年数に関係なく，疑問に感じたことは必ず相手に確認することを徹底します．歯科衛生士は歯科医療の現場では患者の代弁者です．その提案によって患者の安全が守られた

場合は，精神的にグッドサイクルがもたらされ，歯科衛生士の職務満足度もさらに高めることができます．

日本人は自分から「体調が悪い」「心配だ」「できない」などを言うことが，米国人と比べて不得手で，耐え忍ぶことが美徳とする文化があります．「他人が一生懸命やっている仕事」に対して口を挟むことも余計なおせっかいと言われる場合があります．Team STEPPS は米国から発信された手法・考え方であり，日本にそのまま当てはめる必要はありません．また，これまでに提示したすべてのコミュニケーションツールを行うのではなく，施設の特性に合わせて，自分の組織で何が必要で，何が足りないかを検討し，無理のないように自然に取り組むのが無難と思われます．できそうなところから始めましょう．

Team STEPPS 導入ポイントとして，職種や立場に関係なく，プロ意識をもって，チームとして何でも言い合える環境にすることが最も重要です．また，成功の鍵は全員が「危機意識」をもち，「人はだれでも間違える」ため，「チームとして間違いをカバーする」ことを大切にするという方向性を全員が共有できるかにあります．院内スタッフは患者を治療するためのチームであり，自分の発言が患者を救うことを理解し，積極的に発言し，受け入れるべきです．Team STEPPS についてのポスター掲示はメンバーで共通の方向性をもってもらう方策の1つです．

## 4）他業種から学ぶノンテクニカルスキルとチーム医療[8]

一般に安全を支える両輪のスキルには，テクニカルスキルとノンテクニカルスキルとがあります．専門分野でのテクニカルスキルに対して，ノンテクニカルスキルは，業種や職種に関わらず，すべての業務に共通するスキルです．また，このノンテクニカルスキルは，業務を遂行するためだけでなく，日常生活や家庭生活にも応用できる普遍的なものです．

航空業界では，人・機器・情報などのリソース（資源）を有効活用し安全を確保するために Crew Resource Management（CRM）が開発され，人的要因などに関するスタッフ教育を通じて航空機事故の減少に努めています．

米国ではチームワークを改善することで事故が減少した航空機事故対策を参考にして医療対策を進めています．多くの事故では初心者ではなく熟練パイロットが関連していること，多くはクルーのコミュニケーション不良が原因であることがわかり，チームワークを改善することが航空機事故対策に重要であるという結論に至りました．このことから多くのチームトレーニングが開発，実践され，航空機事故の減少が確認できました．

コミュニケーションはノンテクニカルの各スキルのすべてに関わります．現状の認識，危機感の共有，対策の立案と実践によりチームワークを高めることが有効であるという事実から，医療現場でもこれに準じて対応を行ったところ，医療安全に寄与することが確認されました．

## Column 6　Crew Resource Management（CRM）

　CRM開発の発端は，航空機の安全・信頼性が格段に向上したにも関わらず，人命を失う重大な航空機事故がなくならないことでした．1976年，NASAは技術・経験豊富なベテランクルー36組を集めてシミュレーターを使い膨大な実験を行ったところ，適切な状況認識を行いチームワークがとれていれば無事に乗り越えられるはずの負荷・トラブルから生還できたのはわずか1組でした．この実験結果を解析したNASAは1979年に開催された研修会において発表した「コックピットにおけるリソース・マネジメント（Cockpit Resource Management：CRM）」の中で①積極的コミュニケーション，②機長のリーダーシップ，③適切な権威勾配，④正確な意思決定などのヒューマンファクターに関わる訓練が航空機事故を減少させるために大変重要であると指摘しました．「CRM訓練」は日本でも義務化されるに至っています．

　機長は心技体に優れ，10年以上の経験を経て初めてなれるポストです．しかし，機長個人の能力には限界があり，操縦席内の人的・機械的能力をすべて発揮しないと安全性を保てないというのがCRM理論の中核です．

　CRMは当初個人の行動改善からチームのパフォーマンスへと対象を広げ，CockpitからCrewへと名称が変更されました．さらに，Crewはパイロット以外の客室乗務員，地上運行管理者，整備士も含まれるようになりました．CRMは現在Crew Resource Managementの略とされています．

**参考文献**

1) 経済産業省：「社会人基礎力」とは
　（http://www.meti.go.jp/policy/kisoryoku/kisoryoku_image.pdf）
2) 円谷 彰：外科医のノンテクニカルスキル 患者の安全のために望まれる行動と能力．週刊医学界新聞：第2989号　2012年08月6日．
　（http://www.igaku-shoin.co.jp/paperDetail.do?id=PA02989_02#bun5）
3) 中島 丘，岩﨑妙子：これからのDHの常識！だから知りたい医療安全のABC．歯科衛生士：40（7）：82～95，2016．
4) House of Commons Health Committee，Patient Safety Sixth Report of Session 2008～2009，volum 1．
5) 財団法人日本医療機能評価機構 医療事故防止事業部：医療事故情報収集等事業　平成21年年報．
6) 相馬孝博，円谷 彰：外科医のノンテクニカルスキルについて．医療の質・安全学会誌，7（4）：395～399，2012．
7) 佐藤和弘，丸山今日子：ノン・テクニカルスキル教育という日本の新しい医療教育の創造．医療の質・安全学会，6（Supplement）231，2011．
8) 小林宏之：チーム医療に求められるノンテクニカルスキル．日本職業災害医学会会誌，61（5）：314～318，2013．
　（http://www.jsomt.jp/journal/pdf/061050314.pdf）
9) M Bromiley: Have you ever made a mistake? Bulletin of The Royal College of Anaesthetists. March 2008.
　（https://www.rcoa.ac.uk/system/files/CSQ-Bulletin48.pdf）
10) 中島 丘，岩﨑妙子，長坂 浩：歯科診療中に意識を消失しAEDを装着したが除細動不要と解析された高齢者の1例．老年歯科医学，30（2）：91～96，2015．
11) 池上敬一，長坂 浩，髙橋誠治，中島 丘：これで安心！歯科診療室での患者急変対応ガイド．医歯薬出版，

東京,2010.
12) 金子さゆり,濃沼信夫,伊藤道哉：病棟勤務看護師の勤務状況とエラー・ニアミスのリスク要因.日本看護管理学会誌,12(1)：5〜15,2008.
　　(http://janap.umin.ac.jp/mokuji/J1201/10000001.pdf)
13) 石川雅彦,平田創一郎,中島 丘 編著：すぐに使える！歯科診療室での医療安全実践ガイド〜起こりやすいエラーの予防と対応策〜.医歯薬出版,東京,2010.
14) 日本医療機能評価機構：医療事故情報収集等事業 医療安全情報 No.47 2010年10月.
　　(http://www.med-safe.jp/pdf/med-safe_47.pdf)
15) 種田憲一郎：診療の安全と質を向上させるツール.日内会誌 100：226〜235,2011.
　　(https://www.jstage.jst.go.jp/article/naika/100/1/100_226/_pdf)
16) 樋口敦子：チーム医療の実践〜チームが機能するために…医師への期待〜「あなたは,チームの危機を救う患者やスタッフの『声』に耳を傾け,応えていますか？」.日内会誌,103(7)：1712〜1723,2014.
　　(https://www.jstage.jst.go.jp/article/naika/103/7/103_1712/_pdf)
17) 種田憲一郎：チーム医療とは何ですか？ 何ができるとよいですか？ ― チームSTEPPS（ステップス）：エビデンスに基づいたチームトレーニング.医療の質・安全学会誌,7(4)：430〜441,2012.
18) 東京慈恵会医科大学附属病院看護部・医療安全管理部編著：ヒューマンエラー防止のためのSBAR/Team-STEPPS®.日本看護協会出版会,2014.
19) 日本老年歯科医学会編：老年歯科医学用語辞典.第2版,医歯薬出版,東京,2016.

# 3 チーム力を高めるKYT

## ❶ KYT（危険予知トレーニング）

　安全に関するトレーニングの1つにKYT[1]があります．Kは危険（Kiken），Yは予知（Yochi），Tはトレーニング（Training）のローマ字の頭文字をとった日本語の造語です（図1）．これは，ある作業をしている状況の写真や絵を見て，どこに危険な要素があるのかを指摘しあい，危険を察知し，回避行動ができる能力を高めることを目的としています．黙然と作業することなく，些細な危険性も見逃さないように普段から意識を高めておくためにも簡便なツールです．

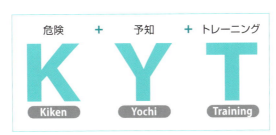

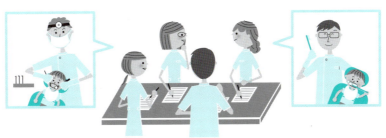

治療スタート前 ➡ 潜む危険を短時間で洗い出す ➡ 危険に気がつく・共有する ➡ 対策を決める ➡ 行動目標を立てる ➡ 一人ひとり実践する

図1　KYTのイメージ[1]

## 1）医療現場でのKYTの必要性

　医療現場では，医療安全を実践するうえで，さまざまな危険情報に注意し，リスクの種類やリスク回避に必要な知識を獲得する能力，感性を高めるためにKYTの訓練が有効であると報告されています[2]．その訓練を行うためには，危険状況や潜在する危険に気づくための知識や観察力，ヒヤリ・ハット事例に基づく知識の活用などが有効です[3]．

　また，安全に行動する能力を養うためには，自らの力の限界を知り危険な行動を自制し，事故は起こさないという強い意思をもって行動することや，危険状態を回避するためには普段から危険に対する心構えや意識を高めることが重要です[4]．

　教育の場だけでなく臨床の現場でも，早期から医療安全教育としてKYTを繰り返し行うことで，「危険」について考え，「危険」にならないための行動ができ，その問題に直面した場合の解決能力（知識・技術・態度）を身につけ，習慣化することが「危険」からの回避に繋がります．

## 2）医療現場でのKYTの取り組み

　KYTは，1974年に，中央労働災害防止協会の安全衛生調査団がベルギーの工場を視察した際，交通安全用の1枚のイラストにヒントを得て，同年，住友金属工業株式会社が安全教育としてまとめたものと言われています[5]．その後，製造業のみならず，建設・運輸・鉱業界が取り入れ，近年，医療界にも浸透してきました．

　医療界がとり入れた背景には，深刻な医療事故の実態があります．1999年に起こった手術時の患者取り違い事故や誤薬事故をきっかけとして，これ以降の医療事故が社会問題として大きく取り上げられるようになったことで，医療不信が起こり，それまで以上に医療事故防止に取り組むようになり，KYTが導入されました[6]．

# ❷ さまざまなトレーニング方法

　KYTでは，リスクアセスメントの考え方，ヒヤリ・ハットの事例報告や病棟ラウンドやその記録，現場の業務実践者へのインタビュー調査などを参考とします．トレーニングにより「危険」のリスクを強く認識することが可能となります．また，KYTの取り組みにも以下のようにさまざまな工夫がされてきています．

## 1）一人KYT

　一人KYTは，自分自身でKYTを行う手法です．「かもしれカード」や「自問自答カード」

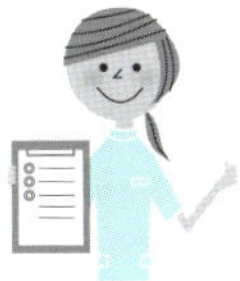

一人 KYT 支援カード　**自問自答で安全に！**

**Q** 既往歴を確認した？　⇔　✓ 確認した

**Q** カルテを確認した？　⇔　✓ 確認した

**Q** 治療内容を確認した？　⇔　✓ 確認した

図２　一人ＫＹＴ自問自答カード例

を使用して安全確認をします（図２）.

一人職場や一人で職務に入る場合，このような訓練をしておくことで，危険に対する認識度が高まり，より安全に業務を行うことができます.

**①かもしれカード**：「～するかもしれない」と予想する（例；ケガをするかも，転ぶかも）.

**②自問自答カード**：「正しい？」⇔「正しい！」，「危ない？」⇔「大丈夫！」

## 2）三角ＫＹＴ（図３）

三角ＫＹＴは，少人数チームで行う方法で，イラストシートの危険個所に三角マークをつけ，その対策を出し行動目標を設定していく手法です．限られた時間内で危険の共有を図ることをねらいとしています.

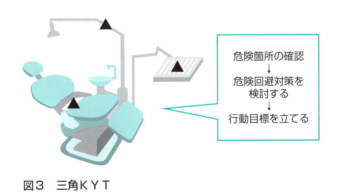

図３　三角ＫＹＴ

## 3）ツールボックスミーティング（ＴＢＭ）

ツールボックスミーティングとは，その日の作業の内容や方法・段取り・問題点について話し合ったり，指示伝達を短時間で行う方法です．作業前のミーティングのことをいいます（図４）．この方法は工業作業所の工具箱（ツールボックス）に座って行うことからこのような呼び名がつきました.

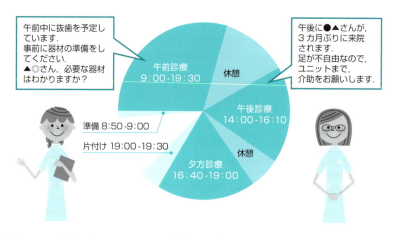

図4 ツールボックスミーティング（TBM）

## 4）ワンポイントKYT（指差呼称）

　ワンポイントKYTでは，対象物を指差し，呼称して安全確認をします．例えば，「グルコン酸クロルヘキシジン　ヨシ！」「塩化ベンザルコニウム　ヨシ！」のように指を差し，声を出して行います（図5）．これは，誤判断，誤操作，誤作業を防ぐ目的に，眼・腕・指・耳・口を用いて安全確認をする方法の一つです[7]．しかし，確認動作として頻繁に指差呼称を強要することは，確認作業が形骸化してしまう場合もあり注意が必要です．

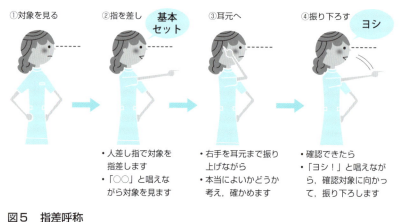

図5　指差呼称
①対象を見る ⇒ ②指を差し ⇒ ③耳元へ ⇒ ④振り下ろす（ヨシ！）

## 5）タッチ・アンド・コール（図6）

　タッチ・アンド・コールとは，親指を立てた握り拳を中央に出しあって，親指を隣の人が

握って輪をつくる方法や，リーダーの左手の手のひらの上に全員が手を重ね，その上にリーダーが右手を重ねるなどの方法です[8]．主な目的はチームの一体感や連帯感を高めることです．「ゼロミスで行こう！　ヨシ！」といった唱和を行うことで，脳によいイメージを叩き込み，無意識に安全行動をできるようにすることもねらいです．

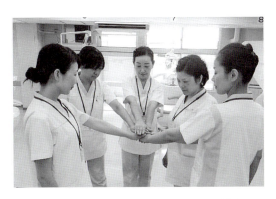

図6　タッチ・アンド・コールでチームが結束する

## 6）インシデント活用ＫＹＴ

インシデントレポートの事例を自分の立場に置き換えて考える方法です．自分の経験，他者の経験を共有して，「危険」について考えていく手法です．

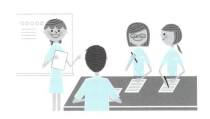

# ❸ 医療安全における「危険」に対する認識のステップ

### ①興味と理解を深める
何が「危険」で何を「危険」と捉えるかを理解します．

### ②医療安全に対する意識の強化
自身の感受性を高め意識を強化します．

### ③具体的に考える態度を学ぶ
トレーニングにより，「危険」の対象者は全ての人であることを認識します．

### ④ヒヤリ・ハット体験を共有する
臨床の現場で実際に体験した事例をスタッフミーティングなどで出し合い，「危険」を身近に受け止めます．

### ⑤フィードバックを行う
スタッフ間で「危険」についての振り返りを行います．「危険」に対する知識・技術・態度面での自己変化と成長を実感できるミーティングの機会を設けましょう．

# ❹ KYTの基本的な手法：KYT基礎4ラウンド法

問題解決するための4ラウンド法の進め方を表1に示します．問題解決思考による展開であり，重点指向*で進めていきます．危険の所在と防止対策を全員で考え，発言し合うことによって，潜在する危険を浮かび上がらせ，対策を決定していく方法です．

グループを編成し，1チーム5～6人程度とし，リーダー（司会）や記録係を決めます．

**重点指向**

改善効果の大きい重点問題に着目し，優先順位を明確にし，限られた資源で問題解決に取り組むことです．優先順位を決める際には，現状の問題をリストアップし，整理した後，問題の重要度，拡大傾向，緊急度などから総合的に決定します．「皆で守るべきことを決め（＝標準化），決めたことを皆で守る（＝管理の定着）」ことが大切です．

表1　KYT基礎4ラウンド法—進め方の方法と記載のポイント

| 意識 | 実施項目 | 進め方のポイント | 記載のポイント |
|---|---|---|---|
| 第1ラウンド（視る） | （現状把握）どのような「危険」がありますか | イラストシートに示された状況の中に潜む危険要因（見えているもの，まだ見えていないもの）を検出し，その要因を引き起こしている現象を想定する | ・想定される「危険」をできるだけ列挙する<br>・危険要因と起こりうる現象を繋いで表現する<br>・「～なので～になる」「～して～になる」 |
| 第2ラウンド（考える） | （本質追及）これが「危険」のポイントです | 検出した危険要因のうち，これが重要だと思われる危険を選定して，○印を付け，その中からさらに絞り込んだものに◎印を付け，指差呼称する | ・「危険」を導くポイントにはアンダーラインを引く |
| 第3ラウンド（計画する） | （対策樹立）対策を指示します | ◎印を付けた危険要因を解決するための対策を立案する | ・特に◎を付けた要因について検討する |
| 第4ラウンド（決断する） | （目標設定）私たちはこのようにします | 対策の中から重点実施項目を選定し，これに＊印を付け，これを実施するための重点実施目標を設定し，指差呼称する<br>続けてその目標の中で，その日，特に取り上げるべき目標を簡潔に表現したワンポイント指差呼称を3回行う | ・特に◎を付けた要因についての目標を設定する |

Column 7

## 指差呼称
しさこしょう

　錯覚，見間違い，操作ミスなど，確認ミスを予防する効果的な作業方法として，鉄道，航空業界，製造業などさまざまな産業現場で「指差呼称（しさこしょう　または　ゆびさしこしょう）」とよばれる作業方法が広く実践されています．

　もともとは，鉄道現場の機関士，運転士が考え出したものであり，鉄道では「指差喚呼（しさかんこ）」とよばれていました．

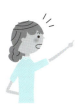

## ❺ KYTの演習例

### 1) 日常生活に潜む「危険」

1日の行動に潜んでいる危険について考えてみましょう.

| 時　間 | 行　動 | 潜んでいる「危険」 | 「危険」への対策 |
|---|---|---|---|
| 7：30〜7：45 | 自宅から最寄り駅（自転車） | 転倒，ひったくり，落とし物… | ・考え事をしない<br>・イヤホン，スマホなど，ながら運転の禁止<br>・よそ見をしない<br>・段差や障害物に気をつける　など |
| 7：55〜8：05 | 地下鉄 | | |
| 8：05〜8：15 | 歯科医院まで徒歩 | | |
| 8：15〜18：30 | 歯科医院 | | |

### 2) 臨床現場に潜む「危険」

スケーリング前に潜んでいる危険について考え，対策について話し合ってみましょう.

| 行　動 | 潜んでいる「危険」 | 「危険」への対策 |
|---|---|---|
| ユニットに誘導する | つまづく，転ぶ，すべる<br>ぶつかる | ・歩く動線の安全を確保しておく<br>・床が濡れていないか，注意する<br>・患者の様子をみながら誘導する |
| ユニットの背板を倒す | ・ライトに頭があたる<br>・ブラケットテーブルにアームがあたる<br>・患者が驚く<br>・按頭台に髪がはさまる | ・ライトの位置を常に確認する<br>・ブラケットテーブルの位置を確認する<br>・必ず，声を掛けて，患者の様子をみながら行う<br>・髪を留めて頂くか，はさまらないようにみておく |

## 3）イラストから学ぶ「危険」

臨床実習でのヒヤリ・ハット体験をイラストにしてみましょう．

1. ヒヤリ・ハット体験を列挙します．
2. 状況のイラストシート作成をします（図7）．
3. イラストシートから「どのような危険が潜んでいるか」話し合います．
4. イラストシートに記入します（図8）．
5. どのような対策をすればよいか話し合い，表にまとめます（表2）．

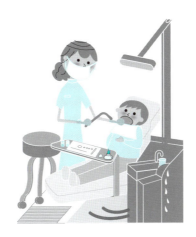

図7　イラストシートの作成

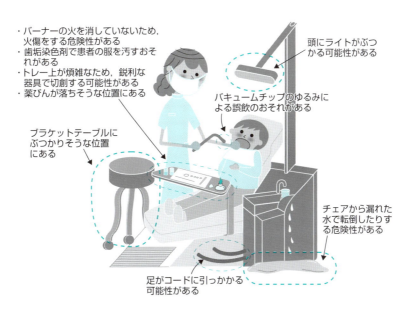

図8　イラストシートに危険を書き込む

**表2 話し合い結果をまとめる**

| どのような危険が潜んでいるか || 対　策 |
|---|---|---|
| 状　態 | 危　険 | |
| 歯科ユニットの給水装置から水が漏れている | ・水で床がすべる | ・水がこぼれたら，すぐに拭く<br>・水漏れ故障を修理する |
| アルコールランプがついたままである | ・患者がやけどをする<br>・エプロンなどに火が点いて火事になる | ・患者に火が点いていることを知らせておく<br>・使用後はすみやかに火を消す |
| ピンセットがトレー上に整然と置かれていない | ・落下する | ・ピンセットは丁寧にトレー上に乗せる |
| コードが床に乱雑に置いてある | ・足を絡ませ転倒する | ・コードは邪魔にならないようにまとめておく |
| ライトで口腔内を照らせていない | ・正しくバキュームできない | ・ライトは正しく扱う<br>・患者の口腔内を照らす |
| 不要な椅子が術者の近くにある | ・足を引っかける<br>・ぶつかる | ・不要な椅子は片付ける |
| ブラケットテーブルが患者の目の前にある | ・患者が器材に触れる<br>・器材が患者に落下する | ・ブラケットテーブルを患者の目の前に置かない |

## 4）事例を用いたトレーニング

個人での「危険事例」を作成してみましょう．

　・各自が作成した「危険事例」を使用して，意見を出し話し合うことで，他者意見から自分の不足している知識の整理・補足を行います．

## ❻ 臨床事例から考えるKYT

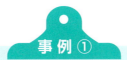

### 臥床状態で口腔のケアをした場合の「危険」

- **患　者**　70歳，女性，脳梗塞回復期で臥床が多い．
- **現　状**　日中に最低1度は離床を促し，少しずつ車椅子の乗車時間が長くなるように計画している．
離床時に口腔のケアも行うが10分程経つと「疲れた」と言い，臥床を希望し，ベッドに戻る．
- **課　題**　臥床状態での口腔のケアをした場合，どのような「危険」が潜んでいるか．どのようなことを予想しておく必要があるか．

### ① 誤嚥して感染する
[防止策]
- ・自然な排唾を促すことや吸引しやすくするために，顔は横に傾けて行います．麻痺が残っている場合は，健側を下にします．
- ・車椅子への移乗が可能なので，安静体位も図りやすいと予測できます．患者の意見を聞きながら，なるべくベッドをギャッジアップさせ，誤嚥を防ぐ体勢をとります．
- ・歯ブラシは水気を切って使用し，ガーゼで水分や汚れをふき取ります．

### ② 口腔内吸引が必要な場合，長時間の口腔内吸引で低酸素状態になる
[防止策]
- ・なるべく短時間に，5～10秒で吸引します．
- ・パルスオキシメータにより動脈血酸素飽和度（$SpO_2$）をモニタします．

### ③ 吸引の刺激で嘔吐を誘発する
[防止策]
- ・無理な挿入や頻回の吸引は避けます．

### 4 抗血栓薬を服用しているので出血しやすい

**[防止策]**
・歯ブラシで歯肉や粘膜を傷つけないようにします．

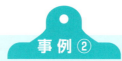

## 事例 ②

### 糖尿病患者の歯科治療に伴う「危険」

**患 者** 65歳，男性，糖尿病（2型）
**状 況** 現在食事の30分前に自分でインスリン皮下注射をしている．
・口腔内状況は上下顎とも全体的に歯肉腫脹，発赤あり．
・歯石の付着あり．
・右上臼歯の動揺あり．
**課 題** 処置を行う場合どのような「危険」があるか．

### 1 高血糖時は易感染性のため，術後出血，創傷治癒遅延する
**[防止策]**
・処置の際には必要に応じて菌血症を予防するためにも抗菌薬を投与するなど，感染予防を行います．

### 2 低血糖時は低血糖症状（強い空腹感，手の震え，動悸，意識喪失など）が現れる
**[防止策]**
・処置前に食事摂取時間，糖尿病治療薬服用の有無，HbA1cの確認を行い，血糖値を測定します．
・歯科診療室で血糖値測定が難しい場合は，食前のアポイントメントは避けます．

### 3 血管収縮剤（アドレナリン）は血糖値を上昇させる恐れがある
**[防止策]**
・局所麻酔薬使用時，歯科医師と相談します．

## ❼ 基礎4ラウンド法の事例

### １ 第1ラウンド（現状把握）
写真（図9）を見て，その場面に潜む危険要因を思いつくまま記入しましょう．

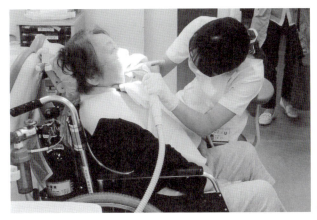

図9 課題写真

> ▶患者は車椅子に座ったままなので，不安定な姿勢で治療することになる．
> ▶鼻から酸素吸入しているので，呼吸器疾患があり息苦しくなる．
> ▶口呼吸できないので治療時間が短くなる．
> ▶施術野がしっかり確保できないので操作ミスをしやすくなる．
> ▶患者の頭が後ろに傾斜しているので，水が喉に流れやすくなる．
> ▶歯科用ユニットのヘッドレストを使用しているのでユニットが動いてしまったら危険になる．

### ２ 第2ラウンド（本質追及）
第1ラウンドの項目の中から，重要と思われる事項を選択してください．

> ▶患者が車椅子に座ったままで，術者は不安定な姿勢でスケーリングしているので，術者が転倒し，患者に怪我をさせてしまう危険があるかもしれない．
> ▶口腔内がよくみえていない状態でスケーリングをしているので，口腔内を傷つけたり，歯石を取り残したりするかもしれない．
> ▶鼻から酸素吸入している患者にスケーリングしているので，呼吸困難を引き起こすかもしれない．

## 3 第3ラウンド（対策樹立）

あなたならどうするか，具体的な対策を肯定的な文で記入してください．

> ▶車椅子から患者をユニットに移乗させ，術者は安定した姿勢でスケーリングを行う．
> ▶スケーリングを行う際には，施術野を確保してから行う．
> ▶酸素吸入をしている患者は，バイタルサインを確認しながらスケーリングを行う．

## 4 第4ラウンド（目標設定）

グループで話し合い，行動目標を設定してください．

> ▶スケーリングを行う前に患者と術者のポジションを確保する．
> ▶モニタやバイタルサインの数値を計測し，状態を把握する．
> ▶呼吸器疾患患者の特徴を事前に確認し，患者と照らし合わせる．

## 5 解 説

> ▶患者Aさんは，呼吸器内科より受診されている．
> ▶鼻からの酸素吸入をしているので，水平位治療より，座位のほうが胸部を圧迫しないのでよい．モニタでバイタルサインを確認しながら行う必要がある．
> ▶患者の不安定な姿勢は，転倒する恐れがあり，歯科用ユニットでの施術が望ましい．
> ▶術者一人で行うより，アシスタントをつけ，バキューム操作や患者の様子を観察しながら行ったほうがよい．

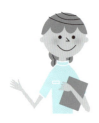
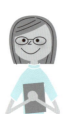
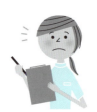

## ❽ 備えさせたい力＝「危険」を察知できる力 （図10）

　ＫＹＴを繰り返しても，危険要因は，常に変化します．対象者は，患者だけでなくすべての人であり，その状況は，予想できません．小さなエラーによって危険な状態になっても，誰かが気づいたり，修正するなどの防御が働くと，インシデントを減少することができます．医療安全にチームワークは欠かせません．

　臨床の現場や教育現場でＫＹＴを継続することは，チーム力を高め，臨床現場での，対応能力の育成に繋がります．

> 1．感受性を鋭くする
> 2．集中力を高める
> 3．問題解決能力を向上させる
> 4．実践への意欲を強める
> 5．チーム力を高める（チームワーク・コミュニケーション）

図10　備えさせたい力

## 1）臨床実習で取り組まれたＫＹＴ

歯科衛生士学生が臨床実習先での写真を使用したＫＹＴの事例です．

### ❶ 方　法
1．グループ内の役割（司会，書記，解説者，その他考える人）を決める．
2．グループごとに課題を受け取る（図11）．
3．グループごとに以下をまとめる（図12）．
　①課題の説明
　②課題における危険因子を考える（例：「〇〇だから，×××が起こるので危険」

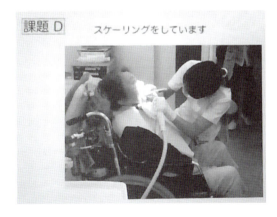

図11　課題写真

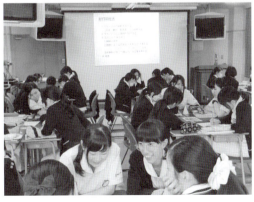

図12　グループごとに話し合う

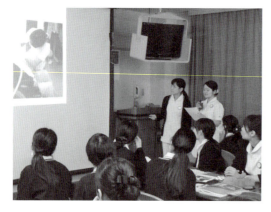
図13 発表する

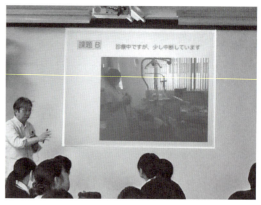
図14 解説とポイント指導

　　③危険因子を2つ選んで，対応策を考える
4．発表（図13）
5．解説とポイント指導（図14）

### 2 考　察
　さまざまな病気を抱える患者への対応，多種多様なスタッフとの協働，時間とともに変化する症状や治療に伴う指示，予測のつきにくい人の動きなど，多くの潜在する危険要因が重なった時にヒューマンエラーが発生します．写真ＫＹＴの演習を行うことで，臨床現場で考えられる危険へのイメージを実感することができました．

## 2）歯科衛生士学校でも取り組まれているＫＹＴの効果

　ＫＹＴ演習に取り組んだ学生が，臨床実習前後で，医療安全に対する意識がどのように変化したかを調査しました．

### 1 調査方法
①臨床実習前に医療安全に対する認識について，質問紙調査（図15）を行う．
②臨床実習後にも，再度同様の質問紙調査を行う．
③質問紙調査で上位にあがった5項目をレーダーチャートに表す（図16）．
④レーダーチャートや，実習で気がついた「危険」について考察を行う．
⑤実習中のヒヤリ・ハット体験などを含め，レポートを作成する．

---

【質問用紙】
今，自分が医療安全で重要と考えるキーワードを5つあげてください．
①　　　　②　　　　③　　　　④　　　　⑤

---

図15　質問用紙

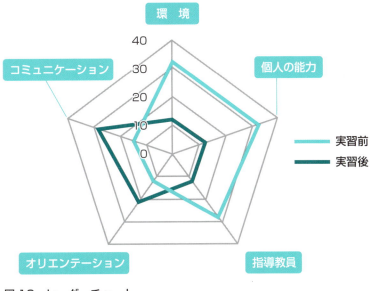

図16 レーダーチャート

### 2 考 察

KYT演習に取り組んだ後,実習にのぞんだことから,学生の「危険」に対する意識は高かったと思われます.実習前後とも,医療安全に関するキーワードとして「環境」「コミュニケーション」「個人の能力」「指導教員」「オリエンテーション」の5つをあげるものが多く見られました.それぞれのキーワードに対し,学生からは以下のような意見が述べられました.

①環 境
- 医療現場は,常に危険と隣り合わせであることを認識しました.
- 患者を観察することが,危険回避に繋がることを理解しました.
- スタッフ間で気軽に相談できる環境が安全に繋がると感じました.

②個人の能力
- 勝手な自己判断で動くと危険に繋がることを知りました.
- 危険回避のために,臨機応変に患者対応できる能力が必要だとわかりました.
- 器具類の異常に気づくことも,危険を避けるために重要だと理解しました.
- 同じミスを繰り返さないよう,常に心がけることが大切であることを学びました.

③指導教員
- 危険が予測される箇所や場面を,実際に実習先で教授され,わかりやすかったです.
- 教員の指導時間が短く,急かすような口調に慌ててしまい,ヒヤリとしました.
- 「言ったよね」,「教えたよね」と念を押されると,次に質問できなくなってしまいました.実際の臨床現場でも先輩にこのように指導されると,質問ができず,それが危険に繋がるかもしれないと思いました.

④オリエンテーション
- 限られた時間で理解するためには,記録が重要であると感じました.また,思い込みを防

ぐためにも記録は欠かせないことがわかりました．

・説明を受けて理解できなかったことは，その場で質問し解決しておくことで，現場でのミスを防げると思いました．

・事前に器具名などを覚えておかねばならないと反省しました．実習先で，器具名や使用法を正しく覚えておくことが，安全な治療に繋がることを示唆されました．

⑤ **コミュニケーション**

・ミスを起こさないために，スタッフ間の良好なコミュニケーションが有効だと感じました．

・「自分だけがわかっている」という状況は，危険に繋がる可能性があると思いました．

・安全に治療を進めるために，報告・連絡・相談の重要性が理解できました．

**参考文献**

1) 中央労働災害防止協会編：危険予知活動トレーナー必携．中央労働災害防止協会，103-129，2005．
2) 田村清美ほか：本校臨床実習生の針刺し・切創に関する実態調査，2004年度歯科衛生士専任教員秋期学術研修会報告集．全国歯科衛生士教育協議会，78-83，2005．
3) 安田光慶，加藤京一，内山裕史ほか：放射線部の医療安全における危険予知トレーニング（KYT）導入の効果．日放技学誌，69（7）：788-794，2013．
4) 松田裕子編：インシデントの事例と対策－歯科衛生士のヒヤリ・ハット－．口腔保健協会，東京，140，2015．
5) 兵藤好美，細川京子：医療安全に活かすＫＹＴ．メヂカルフレンド社，東京，16-32，2012．
6) 杉山良子：ナースのための危険予知トレーニングテキスト医療安全教育・研修にすぐ使えるＫＹＴシートつき．メディカ出版，大阪，12-28，2010．
7) 石川雅彦ほか編著：歯科診療室での医療安全実践ガイド．医歯薬出版，東京，40，2010．
8) 松下由美子ほか編：医療安全ナーシング・グラフィカ　ＥＸ①．メディカ出版，大阪，2009．
9) 日本老年歯科医学会編：老年歯科医学用語辞典．第2版，医歯薬出版，東京，2016．

# 各論

# 1 倫理的課題「コミュニケーションエラー」「インフォームド・アセント」

## ❶ コミュニケーションエラー

　安全な医療の提供は医療倫理の基本です．「人間は誤りを起こす動物である」ことを謙虚に認め，医療関係者は日頃から医療事故の防止に努めなければなりません．コミュニケーションは医療の安全や患者との信頼関係を構築するうえで欠かすことはできません．そのコミュニケーションにエラーが生じたら大変な問題を引き起こしかねません．

　コミュニケーションエラーとはヒューマンエラーの狭義の意味です．もし，医療者側と患者側の間にコミュニケーションエラーが発生し，医療事故や医療過誤が生じたら，医療機関の信用は失われてしまいます．しかし，人は知恵と日頃の努力によって医療事故を限りなくゼロに近づけることができます．

　最近の医療は高度化し，チーム医療でのスタッフ間コミュニケーションが重要視されています．医療事故は高度な技術や複雑な医療システムで起こっているわけではありません．現実には，単純なコミュニケーションエラーで医療事故が起こっています．医療関係者はいつでもどこでも事故が起こりうる可能性があることを謙虚に受け止め，医療事故を未然に防ぐ方法を常に模索していなければなりません．

　厚生労働省は2003（平成15）年に『医療事故の改革ビジョン』をまとめ，2007（平成19）年には『医療法』の「医療の安全の確保」第6条で医療安全管理の確保を各医療機関に求めています．

## ❷ コミュニケーションエラーを起こさないために

　医療機器による医療事故も多いのですが，まず，コミュニケーションエラーによる医療事故を防止する必要があります．そのために，医療スタッフは日頃から安全管理に関心を向け，エラーを起こさないように親密な医療対話を心掛けることが必要です．医療情報は，わかりやすい短い言葉で，相手に理解できるように正確に伝達します．特に曖昧な言葉，勘違いや聞き間違いしそうな情報，省略した言葉などは使用しないこと．時間的に切迫感がある時ほど慎重に

発言します．また，統一した安全指針の手順書，チェックリストの作成，指示認識の方法，業務マニュアルなどのほか，徹底したスタッフの安全教育，ヒヤリ・ハットの分析，ときには，複数の医療従事者による確認を心がけることも有用です．さらに，日頃から謙虚な態度で患者との対話を行い，エラーを最小化するために，信頼関係の構築に努めましょう．各論⑬（P.108参照）で詳述する「ハインリッヒの法則」によれば，1つの重大な医療事故が起こる前には，29件の軽微な医療事故が発生し，さらにその前にはヒヤリ・ハットが300件も生じていると説いています．医療関係者はコミュニケーションエラーによる医療事故が発生しないように努めなければなりません．

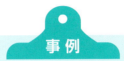

## 患者の取り違え事故

1999年1月に公立の大学病院で，74歳の男性と84歳の男性の患者を取り違えて手術をしてしまった医療事故があり，大きな社会問題として報道されました．この事故は，関係者が確認を怠ったという単純なコミュニケーション不足による複合的な事故でした．

**問題点** 当時，この病院は看護師不足で，一人の病棟看護師が同時に2人の患者を手術室の窓口で引き渡していました．その際，患者とカルテは別々に移送され，顔を知る主治医の立ち合いも確認もありませんでした．このような状況下で医療事故が起こりました．この医療事故は決して高度化された複雑な状況から起こった医療事故ではありません．患者を受け渡す際に，看護師も麻酔科医も外科医も患者の名前確認を怠り，二重，三重のチェックポイントをすり抜けて発生した医療事故でした．

**解決法** 事故後ただちに病院改革委員会が設置され，2カ月後にはその報告書が発表されました．その報告書では，10年前に高度化・専門化が進みましたが，患者の確認方法などのソフト面は従来のままであったことが述べられています．思い込みを正すチェック体制も手順書もなく，患者の確認という基本的な危機意識も希薄でした．そこで，改革委員会は医療事故再発防止に向けて患者中心の医療体制の確立，安全管理体制の確立などを具体的に示して，患者の安全と人権を尊重する指導教育体制と運用システムをまとめ，その徹底を指示しました．

**まとめ** 現在，各医療機関はヒューマンエラーによる医療事故を想定して，すべてのスタッフに対して医療安全教育の徹底を図っています．それでも医療事故はなくなりません．医療事故ゼロを目指し，全スタッフが智恵を出し合い，絶え間ない地道な努力を続けていくことが大切です．

## ❸ インフォームド・コンセント
─説明と同意の真意─

　医療におけるインフォームド・コンセントはすでに市民権を得て広く普及しています．インフォームド・コンセントとは，単に「説明と同意」の意味ではありません．治療や検査の前に，患者に病名や症状，さらに治療方針，治療内容，治療の選択肢，リスク，費用，期間，危険性などをわかりやすく説明し，患者が十分に理解・納得したうえで患者自身が自由かつ自発的な意思をもって決定することを含んだ言葉です．そこには「説得」の意味はありません．

　現在一般診療では，インフォームド・コンセントは倫理的な努力目標として『医療法』第1条第4項に示されています．しかし，臨床試験の『医薬品の臨床試験に関する実施基準GCP』では，『厚生省令第28条』による罰則の伴う法令になっています．一方，臨床研究の『人を対象とする医学系研究に関する倫理指針』では，インフォームド・コンセントは努力目標ですが，被験者による「同意書」の取得が義務づけられています．子どもの被験者については倫理指針のガイダンス表に示されており，代諾者による同意書を取得したうえで，未成年者自らの意向が尊重されます．中学校等の未修了者で16歳未満の子どもにはインフォームド・アセントが必要ですが，十分な判断能力を有し，中学校等を修了し，16歳以上の未成年者にはインフォームド・コンセントでもよいと示されています．

## ❹ インフォームド・アセント
─説明と賛意の真意─

　パターナリズム（P.20参照）の倫理のもとでは，子どもは判断能力がないと捉えられ，治療方法などは保護者が決定していました．しかし，国連総会の『児童の権利条約』を1994年に批准して以来，日本では児童本人の権利が徐々に尊重されるようになり，最近では，子ども本人にも治療に関するインフォームド・アセントを行うようになりました．この「アセント」は「賛意」と訳され，治療に先立ってあらかじめ子どもに「心の準備」として行われるコミュニケーションを意味しています．治療する前に子どもの不安や恐怖やストレスを和らげる効果があり，治療に対して心理的に苦痛を削除することにもなります．

　子どもは発達度合によって説明の仕方や援助の方法も異なってきます．日本ではチャイル

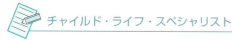

チャイルド・ライフ・スペシャリスト

チャイルド・ライフ・スペシャリストとは，医療環境にある子どもや家族を心理的・社会的に支援する専門職．病院生活を強いられている子どもや家族の恐怖，不安，苦痛などのストレスを軽減させ，ケアの充実をサポートします．ヨーロッパやアメリカでは「チャイルド・ライフ・カウンシル」という協会があり，子どもたちの入院生活の精神的負担の軽減に努めています．

ド・ライフ・スペシャリスト*という資格をもった専門家がわずかしかいませんので，医師や看護師などが子どもに検査，処置，手術などをわかりやすく説明し，心理的な支援も行っています．

## 1) 研究倫理におけるインフォームド・アセント

わが国では，臨床研究においても子どもだけでなく障害者や認知症患者など，弱い立場の被験者にもインフォームド・アセント（賛意）を得ることを求めています．弱い立場の被験者には，代諾者から同意書を得たうえで，本人の人権を尊重するために本人のアセントを必要としています．研究内容がわかるように説明し，十分に理解しているか，聞き間違いがないかどうか，誤解を抱いていないかなど，言葉をおきかえるなどして確認します．

2013年に改訂された『ヘルシンキ宣言*，第29項目』では，被験者本人が「賛意」を表すことができる時には，法的に資格のある代諾者から同意を得たうえで本人の「賛意」も必要と説いています．

『人を対象とする医学系研究に関する倫理指針 ガイダンス（2015年4月1日実施）』でも「小児に限らず，研究対象者が疾病等によりインフォームド・コンセントを与えることができない場合」も含めて被験者の人権を守るためにインフォームド・アセントを義務づけています．さらに，代諾者がインフォームド・コンセントを受けていても，被験者が自らの意向を表明できる場合には本人からインフォームド・アセントを得るように努めなければならないことが示されています．当然，被験者本人が拒否の意向を示せば，その意向を尊重しなければなりませんが，当該研究の実施が被験者に直接に健康上の利益が期待される場合には，代諾者の同意を得れば，研究を続行できます．

また，臨床試験の場合には『「医薬品の臨床試験の実施基準に関する省令」のガイダンス（2013年4月4日）』に「被験者となるべき者が同意の能力を欠くこと等により同意を得ることが困難であるときは，代諾者となるべきものの同意を得ることにより，当該被験者となるべき者を治験に参加させることができる」とあります．したがって，代諾者は施設長などではなく，被験者の最善の利益を図る親族などがなるべきと解せます．この『倫理指針』と『実施基準』のほかに，子どもについては『小児集団における医薬品の臨床試験に関するガイダンス』の質疑応答集でも，子どもの被験者からアセントを取得する年齢は7歳以上とし，文書によるアセントは中学生以上と示しています．

 ヘルシンキ宣言（2013年改訂） 第29項目

インフォームド・コンセントを与える能力がないと思われる被験者候補が研究参加についての決定に賛意を表すことができる場合，医師は法的代理人からの同意に加えて本人の賛意を求めなければならない．被験者候補の不賛意は，尊重されるべきである（日本医師会訳．日本歯科医師会ホームページより）．

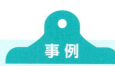

# 臨床研究中におけるインフォームド・アセント

**状況** 女児（12歳）は両親や医療者に不信感を抱いており，痛みを伴う採血などの検査や処置でも拒否しています．かつての入院生活での痛みを思い出すので，この病院に来ると，笑顔をなくします．両親は最善の治療を受けさせたいという思いから，臨床研究に参加することを望み，女児に説得を試みています．

**問題点** 原因はかつてのコミュニケーションエラーにあったように思われます．入院生活中の痛みの体験が極度の恐怖心になってしまい，過去に再三，嘘をついた両親や医療者に強い不信感を抱いており，両親や医療者側と女児との間には良好な信頼関係が築かれていません．

**解決方法** まず，両親が主導権をもたずに，女児の主体性を尊重し，病気の内容を正確に知らせ，信頼関係を構築することから始めなければなりません．両親は女児の将来を考えていることを家庭内で機会があるたびに説明し，少し時間をかけて真実を納得してもらうことが重要です．12歳は理解できる年齢といわれています．医療者側もソーシャルワーカーなどを交えて説明し，女児と信頼関係が構築された後に，臨床研究の話をします．そして，臨床研究は途中で中止できること，頑張らなくてもよいこと，女児にとって有益な治療になることを具体的に説明する必要があります．

**まとめ** 5歳以上の子どもには，治療について正確に説明すると，不安を和らげることができると言われています．小児専門病院などでは人形や画像などを上手に使ってわかりやすい説明を試みています．その結果，説明を受けた子どもが状況を理解して，子ども自身も協力的になることもあるようです．さらに，臨床研究に協力し，賛意を表す子どももいるようです．インフォームド・アセントは，子どもの人権を尊重した行為であり，心理的に効果的な作用を及ぼすと考えられます．子どもの人権を尊重するためにも，歯科治療の現場での活用を推奨します．

## Column 8 国際的なインフォームド・アセントの状況

　第37回世界医師会総会のベニス大会（1983年）における『リスボン宣言』では、「5．法的無能力の患者　a　患者が未成年者あるいは法的無能力者の場合、法域によっては、法律上の権限を有する代理人の同意が必要とされる。それでもなお、患者の能力が許す限り、患者は意思決定に関与しなければならない（患者の権利に関するWNAリスボン宣言、日本医師会ホームページ：2005年10月）」と示していますので、未成年者本人の意思決定を尊重しています。

　アメリカの小児科学会では『ガイドライン（1995年）』で、患者が7歳以上ならば同意書に署名を求め、成人と区別して7歳以上から14歳未満の子どもには医療内容をわかりやすく説明して「インフォームド・アセント」を、15歳以上の未成年者には成人と同じように「インフォームド・コンセント」が求められています。

　『児童の権利条約（1989年）』「第12条：自由に自己の意見を表明する権利を確保する。この場合、児童の意見は、その児童の年齢及び成熟度に従って相応に考慮されるべきものとする（外務省ホームページ）」とあります。「ヨーロッパ協会」でも、子どもの年齢や理解度に合わせて説明を受け、「賛意」を求めています。こうした考えは1950年以来、西欧では病気の子どもの不安や恐怖に対して支援する専門家（チャイルド・ライフ・スペシャリスト）がおり、そのプログラムも普及しています。

**参考文献**
1) 文部科学省厚生労働省：人を対象とする医学系研究に関する倫理指針．厚労省出版部，2014．（2015年4月1日施行）．
2) 及川郁子，田代弘子著：病気の子どもへのプレパレーション―臨床ですぐに使える知識とツール（Primary Nurse Series）．中央法規出版，東京，2007．
3) 三浦利章，原田悦子編：事故と安全の心理学―リスクとヒューマンエラー．東京大学出版会，東京，2007．
4) 松尾太加志：コミュニケーションの心理学．ナカニシヤ出版，京都，2007．
5) 日本看護協会：看護研究における倫理指針．日本看護協会，東京，2004．
6) 日本小児看護学会：子どもを対象とする看護研究に関する倫理指針．日本小児看護学会，東京，2015．
7) 川村孝：臨床研究の教科書　研究デザインとデータ処理のポイント．医学書院，東京，2016．
8) 厚生労働省：医薬品の臨床研究の実施に関する基準の（GCP）のガイダンス：薬食審査発1228第7号，2012．

# 2　介護予防教室に導入した Team STEPPS

## ❶ はじめに

　医療の世界では当たり前のように行われている Team STEPPS をより身近な地域で暮らす高齢者同士の交流の場で応用できないかと思い，介護予防教室のレクリエーションに取り入れました[1]．

　今回取り組んだワークは，Team STEPPS の4つの基本である，①リーダーシップ，②状

演習1

### 紙を切って輪を作り，鎖状につなげて長さを競うゲーム

**対象**　後期高齢者　24名（男性3名，女性21名）
**内容**　①道具（紙，はさみ，のり）を準備する．
　　　　②24名を3グループに分ける．
　　　　③グループ内で作戦会議を行う．
　　　　④紙を切って短冊片を作る（図1）．
　　　　⑤短冊片を繋げて鎖を作る（図2）．
　　　　⑥鎖の長さを比較する（図3）．1分でより長い鎖を作ったチームが勝ち．

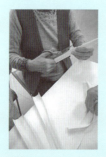
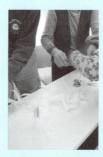
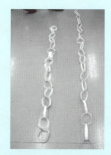

図1　　　　　　　　図2　　　　　　　　図3

況モニター，③相互支援，④コミュニケーションをグループワークのなかで理解し，学ぶことができる内容になっています．

### 1）演習1の考察

　このゲームでは，道具を持たない人がどのような役割を果たし，どれだけチームに貢献できる働きをするかがポイントになります．例えば，手で紙を切る，タイムキーパーをする，リーダーになり皆に指示を与えるなどです．そして，紙をどのサイズに切るか，どのように役割を分担するか，紙をどのように繋げればより長くなるかなど，チーム内で話しあい，意見を出しあうことが求められます．また，勝つためには，複数人のメンバーそれぞれが与えられた役割を確実にこなすことと，それぞれのメンバーが協力しあうことが必要となります．

　参加者からは，「協力することが大変でした」「たくさん喋ることができました」「楽しくで

## 鍛えよう口輪筋ゲーム

**対象** 介護予防教室OB会　11名（男性1名，女性10名）

**内容** ①文字カードとストローを用意する．
②参加者は横1列に並び，紙を触らずにストローで文字カードを吸い上げ，隣の人に文字カードを渡し，最後尾の人まで送る（図4）．
③最後尾の人まで16枚の文字カードが届いたら，すべてのカードを使って提示されたお題に合った単語を作っていく．

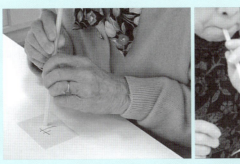

**図4　ストローを吸引したまま文字カードを保持**
吸引だけでなく保持する必要があるため口輪筋が鍛錬される．

■お題：クリスマス
■文字カードで作られた単語：サンタ，トナカイ，ツリー，ベル，モミノキ

きました」などの声が聞こえ，好評でした．多くの参加者がそれぞれ声を発する機会ができたことは，介護予防の観点からもよい効果があったと考えられます[2]．

### 2）演習2の考察

演習2のゲームも同様に，参加者からはポジティブな感想が出ました．口輪筋の鍛錬だけでなく，限られた文字カードから単語を考えることで，脳のトレーニングにもなります．

役割分担はありませんが，確実に隣の人に紙を送ることが求められ，各個人が確実に役割をこなすことが必須となります．最終的には，単語を見つける作業となるので，そこではアイデアやひらめきが求められます．ゲームのなかに日常業務に求められる協力体制など，大切なことが包括されています．

## ❷ まとめ

クリニックや病院などでは，日頃から同じ時間を過ごし，同じ目的で行動をともにしているものの「いつも同じ人としか会話をしない」「顔は知っているけど今まで話したことがない」といったことが多いのではないでしょうか．

演習のようなゲームを職場のメンバーで行うことにより，顔見知りのスタッフと初めて会話する機会に恵まれるかもしれません．また，ゲームを通じて親しくなったスタッフと，その後も職場で良好な関係を築くことができるかもしれません．

上記はどちらも短時間でできる単純なゲームですが，共通の目標を明確に打ち出し，それに向かってチーム一丸となって努力する点では，チーム医療と全く同じです．Team STEPPSはコミュニケーションをとることにより，お互いに協力しあう「相互支援」やチームワーク（他者との協働）を必要とするあらゆる場面に応用できるツールです．

ヒューマンエラー防止のためにも，スタッフ間のコミュニケーションは必須です．しかし，無理にコミュニケーションをとることは困難です．スタッフミーティングや勉強会では「こんなことを発言していいのか」「笑われてしまうかも」と尻込みしてしまうスタッフもいるかもしれません．チーム医療メンバーで，このようなゲームに挑戦してみると，話しあいの必要性，任された仕事をこなすことの大切さ，他のメンバーと協力することの重要性などが，身をもって理解できます．業務から少し離れた，このようなゲームを1つのツールとして，チームメンバーの理解を深めてみるのもよいかもしれません．

**参考文献**
1）岩﨑妙子，安田加代子，中島 丘，長坂 浩：介護予防教室にTeam STEPPSを取り入れた事例．老年歯学，31：208-209，2016．
2）日本歯科衛生士会監修：歯科衛生士のための口腔機能管理マニュアル 高齢者編．医歯薬出版，東京，119-123．2016．

# 3 手術に必要なコミュニケーション——タイムアウト

## ❶ タイムアウト（術前の休止）とは？

　スポーツ競技中に，監督が選手を集めて協議したり指示を出すための短い中断時間を「Time-out」といいます．この時間は試合時間に含めないという意味でタイムアウトというようです．また，コンピュータ用語でもタイムアウトが使われます．コンピュータに処理させるデータ量が多すぎる場合や，通信速度の遅い回線に大量データを送ると，作業終了までに長い時間がかかり，その間はCPUや回線が占有されてしまうため，一定時間以内に完了できない場合，途中で中止すること[1]をいいます．

　医療の場でも「タイムアウト」という用語が主に手術室で使用されています．手術の執刀直前に，その場にいるスタッフが一斉に手を止めて，手術を受ける患者の氏名，病名や手術法と手術部位の最終確認を行うことを「タイムアウト」といいます．2015年に日本麻酔科学会から"WHO guidelines for safe surgery"『安全な手術のためのガイドライン2009』[2]が発表されました．これによれば，タイムアウトは「術前の休止（surgical pause）」ともいわれ，『皮膚切開を行う直前の短い期間（1分以内）に，手術チームの全メンバー（執刀医，麻酔科医，看護師とその他すべての関係者）が，患者が正しい患者であること，予定手術部位と予定手術内容を口頭で確認するものである．チームメンバー同士の明確なコミュニケーションを図り，「部位間違い」や「患者間違い」を防ぐ方法である』とあります．短い簡単な確認作業によって間違いを防ぐための方法で，米国などではすでに義務化されています．日本でも口腔外科手術や全身麻酔下での歯科治療時にタイムアウトが取り入れられています．

## ❷ タイムアウトの手順

　手術（切開）の開始時に，手術チームの全メンバー（医師・歯科医師，看護師，歯科衛生士，麻酔科医，その他の医療スタッフ）が次の7項目について口頭で確認します．

**①チームメンバー全員の氏名と役割を紹介**

　病院では，いつも同じスタッフで手術が行われるとは限りませんので，役割の確認をするこ

とが必要です．メンバー間の有効なコミュニケーションやリーダーシップを発揮するためにも欠くことのできない手順です．

**②手術を受ける患者の確認，手術部位と手術内容の確認**

手術を受ける患者の確認については，「同姓同名の患者違い」や，類似した症例（患者）との勘違いなどのミスが考えられますので，手術直前にチーム全員で確認する手順が必要です．

手術部位の誤りは，両側性に関連する手術で発生しやすいといわれています．しかし，歯科の事例では，日本医療機能評価機構の医療事故情報報告書[3]によれば，2010〜2014年までの部位間違い38件のうち，隣在歯の部位間違いが22件と最多で，左右の間違いは7件であったと報告されています．そのほか，「診療録（カルテ）への記載が左右反対であった」や，「エックス線画像読影の際に左右を取り違えた」などがあります．

このような単純なミスは，メンバー間のコミュニケーションを大切にし，誰もが自由に意見を言えるような環境を整えることによって防ぐことができます．

**③歯科医師→重大な術式変更の可能性，手術時間と予想出血量について確認**

術中に術式が変更されるのはまれですが，手術部位の解剖学的形態によっては余儀なく術式が変更される場合があります．予想される手術時間と出血量についてもスタッフ全員で確認します．術中に異常出血や骨折などの合併症が発生した場合に備え，対応するための器材の準備や心構えが必要なことを認識しておきます．

**④麻酔科医→患者の全身的あるいは麻酔に関係する問題点を確認**

重大な全身的合併症の発生リスクや，抗血栓療法を受けている患者では出血傾向について確認します．

**⑤歯科衛生士または看護師→滅菌・消毒，器具の準備，その他の問題について確認**

手術に使用する器材の滅菌・消毒が完了していることを報告します．また，術式変更になった場合，新たに必要となる器材の準備状況についても報告します．

**⑥予防的抗菌薬投与が必要な患者に切開前の60分以内に投与が行われているか確認**

手術創の感染予防に抗菌薬投与が60分以内に実施されているかを確認します．60分以上前に投与された場合は，再投与を検討します．抗菌薬が血液中や手術部位に到達していないと十分な効果は期待できません．

**⑦手術に必要な画像が手術室に提示されているかを確認**

歯科の手術においてエックス線画像やCT画像は必須です．ときにはMR画像や手術計画が記入された写真やパソコン画像を参照することもあります．その手術に必要な情報が手術室内に提示されていることを確認します．提示されていない場合は，早急に取り寄せます．

## ❸ 歯科小手術にも必要なタイムアウト

タイムアウトは歯科の外来手術でも必要であると考えます．タイムアウトの項目は手術の基本的チェック項目であり，これをチームの全メンバーで確認する作業は，コミュニケーション

をスムーズにする大切な手段です．これにより，メンバー間で情報共有や再確認をすることができ，インシデントやアクシデントの減少に繋がります．また，手術患者の安全確保は，術後合併症の発生率減少にも役立つと考えられます．

## 4 事例検討

### 1）治療経過

患者を仰臥位とし，ヘッドレストを後屈させ，術者が11時の位置から口蓋側粘膜を直視できる位置に設定しました．歯科衛生士は3時の位置でアシスタントを行いました．上顎犬歯間の口蓋側粘膜を歯頸部に沿って切開し粘膜骨膜弁を剥離したところ，右側中切歯の遠心口蓋部の骨に膨隆を認めたため，骨削除を行い，抜歯しました．抜去歯が側切歯と類似した形態であることに気づき，エックス線検査を行ったところ，抜歯予定の過剰歯は残存しており，右側の側切歯が抜歯されていました．患児ならびに家族に状況を説明し，正中過剰歯を抜歯後に，側切歯をもとの位置に戻し縫合閉鎖しました．

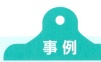

### 埋伏過剰歯と未萌出歯を間違って抜歯した例

**患　者**　8歳，男児
**主　訴**　上顎に埋まっている歯を抜いてほしい
**診　断**　上顎正中過剰埋伏歯
**既往歴**　特記事項なし

**現病歴**　矯正歯科からの依頼により，歯科医院で過剰埋伏歯の抜歯を行うことになった．
**現　症**　上顎両側中切歯は一部萌出しているが，側切歯は未萌出であった．右側中切歯の口蓋側歯肉を触れると，左側と比較してわずかに膨隆を認めた．
**エックス線所見**　両側中切歯の歯根間に過剰歯の不透過像を認める．過剰歯は正中よりもやや右側に位置している（図1）．

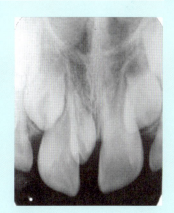

図1

## 2）背景・要因

　本事例は，術中に部位を誤って骨開削を行ったことが直接の原因です．術者はエックス線所見から過剰歯は右側寄りに埋伏していることを認識し，骨膜下剥離後の所見でも骨の膨隆部が右側中切歯部であったことから，同部を開削してしまいました．術者は11時の位置から視野を確保していましたが，埋伏歯が存在する中切歯間の歯頸部付近より骨の膨隆部のほうが視認しやすい状態で，この直下に埋伏歯があるものと思い込み骨を削除してしまいました．

　一方，アシスタントの歯科衛生士は，術前にエックス線画像を診療ユニット前のモニターに提示し，未萌出の側切歯の存在を認識していました．術中は3～4時の方向からの視野で，骨削除が右側に寄り過ぎて行われているとは思いましたが，ベテラン歯科医師による執刀であったため，特に注意を促すことはありませんでした．

　この症例のエックス線画像（咬合法エックス線写真）から，埋伏歯と中切歯ならびに側切歯の近遠心的位置の確認は十分に可能でした．しかし，前後的位置の確認はCT画像により3次元的に把握する必要がありました．最近は歯科でのCT検査が保険適用となり，CT検査器も普及しているので，事前に3次元的位置を詳細に検討しておくこと，そして歯科医師と歯科衛生士間の良好なコミュニケーションを発揮して，双方向からの意見を求め，意見を述べる関係を築くことが必須と考えられます．

**参考文献**

1) 株式会社インセプト：タイムアウト　time out，IT 用語辞典　e-Words（http://e-words.jp/w/%E3%82%BF%E3%82%A4%E3%83%A0%E3%82%A2%E3%82%A6%E3%83%88.html）2016.12.2 アクセス
2) 公社）日本麻酔科学会ホームページ：WHO 安全な手術のためのガイドライン 2009　＜2015 年 5 月 26 日改訂＞（http://www.anesth.or.jp/guide/pdf/20150526 guideline.pdf）2017.6.30 アクセス
3) 財）日本医療機能評価機構　医療事故情報収集等事業　第 38 回報告書（平成 26 年 4 月～6 月）【3】共有すべき医療事故「歯科診療の際の部位の取り違えに関連した事例」（第 15 回報告書）について．（http://www.med-safe.jp/pdf/report_2014_2_R003.pdf#search=%27%E6%AD%AF%E7%A7%91+%E9%83%A8%E4%BD%8D%E9%96%93%E9%81%95%E3%81%84%27）

# 4 小児歯科・障がい児の歯科臨床で求められるスキル

## ❶ 小児におけるインフォームド・アセントとは

　小児歯科診療においてもインフォームド・コンセントが定着し，保護者に対して小児の検査結果や治療の内容についてよく説明し，同意を得ることはよく行われています．その一方で，治療対象者である小児への説明や同意，すなわちインフォームド・アセントがおろそかにされていることがあります．各論1で説明しましたが，アセントとは治療に先立ってあらかじめ子どもに「心の準備」として行われるコミュニケーションを意味しています．つまり，子どもが自分になされる行為について理解できるように十分に説明され，その選択・決断について納得することです．

　小児に対して十分に説明したにも関わらず，小児の判断能力が低いために理解されていない，あるいは誤解されてしまうことがあります．この状況下で歯科治療が開始された場合，小児が号泣したり，暴れだしたりして治療に対する協力が十分に得られず，治療困難な状況になってしまうことがあります．成人を対象とした歯科治療では歯科医師／歯科衛生士と患者との関係となりますが，小児歯科・障がい児歯科治療では，患児，歯科医師／歯科衛生士，保護

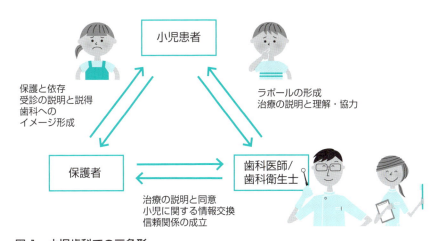

図1　小児歯科での三角形

者の3者の相互関係から成立します．この3者の相互関係が三角形になります（図1）[1]．とりわけ，小児患者と歯科医師や歯科衛生士の医療者とのラポール形成，信頼関係を築くことはとても重要となります．

## ❷ 小児の視点でとらえる歯科医療

　小児の視点に立って話すことは，小児の立場になって考えるということです．よく聞くフレーズですが，実践してみると意外に難しいものです．大人になってからの経験が，子どもの頃の順位づけを忘れさせています．大人は恐怖に対する大きさを子どもの時と同じ大きさに感じることは，もはやできません．例えば，小児の目線と同じ高さで話すことはもちろんですが，小児が何が「嫌い」で「怖い」と感じているかをとらえて，小児に適した言葉で伝える必要があります．ポイントはその言葉が不明瞭で親しみのない言葉（誤解を生じる言葉，専門用語）であれば，明瞭で親しみやすい言葉（わかりやすい言葉，代用語）に言い変える，怖いことを連想させる言葉であれば，響きのやわらかい言葉，やさしい言葉に変えて小児の視線と同じ高さで話すことが大切です．その例を表1，図2にあげてみました．

**表1　代用語**

| 専門用語 | 代用語 |
|---|---|
| エアシリンジ | 風 |
| バキューム | 掃除機 |
| タービン | ジェット機 |
| ラバーダム | ゴムのマスク |
| 麻酔薬 | 歯の眠り薬 |
| エックス線装置 | 歯のカメラ |

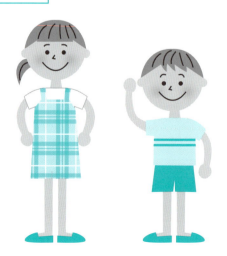

| 好ましくない例 | | 好ましい例 |
|---|---|---|
| 不明瞭で親しみのない／怖さを感じる言葉 | | 明瞭で親しみやすい／やわらかさを感じる言葉 |
| 医師「大丈夫，大丈夫」<br>　　「がんばってね」<br>→子どもの心境<br>　「これから何をするかわからないのに，何がだいじょうぶなの？」<br>　「何をがんばるの？」 | → | 医師「これから○○するよ」<br>　　「がんばっているところをお母さんにみせてあげて」<br>→これから行うことを具体的に説明します． |
| 医師「もう△歳だからできるよね」「△歳だからがまんしてね」<br>→子どもの心境<br>　「△歳でもやだよ〜」<br>　「がまんできないよ〜」  | → | 医師「これから○○するよ」<br>　　「できるかな」<br>→同じ年齢でもできることや，感じ方はそれぞれ違います．具体的に説明して，主体的に行うように説明します．  |
| 医師「すぐ終わるからね」<br>　　「あと少しで終わるよ」<br>→子どもの心境<br>　「すぐって？」<br>　「あと少しって？」<br>　「どれくらいなの？」<br>　「いつまでなの？」  | → | 医師「○○するより短かい時間で終わるよ」<br>→小児にわかる時間感覚で示します．  |
| 医師「痛かったら，手を上げてね」<br>→子どもの心境<br>　「これから痛いことをするんだ！」 | → | 医師「膨らんだ感じがするよ」<br>　　「いやな感じがしてきたら教えてね」<br>→痛みは恐怖です．極力"痛み"という言葉は使わないようにします． |
| 医師「針を刺すよ」<br>　　「歯肉を切るよ」<br>　　「歯を抜くよ」<br>→子どもの心境<br>　「刺されるんだ！」<br>　「切られるんだ！」<br>　「抜かれるんだ！」<br>　「怖いことだらけだ！」  | → | 医師「眠り薬をいれるよ」<br>　　「歯ぐきにばい菌の出口をつくるよ」<br>　　「歯とさよならするよ」<br>→響きのやわらかい言葉に変えます．  |

図2　小児に使用する言葉の選び方

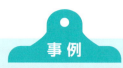

## 歯科医院で口を開けない女児の事例

**患　者**　8歳，女児
**来院理由**　う蝕治療

①両親と来院しました．紹介元の歯科医院では5歳までは通常のう蝕治療を受けていましたが，6歳を過ぎてから全く口を開けなくなったそうです．診療スタッフの説得にも応じず開口しないため，1年間通い続けたそうですが，う蝕治療どころか口腔診査もできない状況だったとのことでした．

②両親と話している間，女児はずっと無言で聞いていました．診療スタッフからの声かけにも反応がありません．

③歯科医師が「歯医者さんでの治療はいやだよね．先生も子どもの頃は苦手だったな．先生は治療する人だけど，今でも治療は受けたくないんだよ」と話しかけると，女児の緊張した顔つきが緩み「え～!?」という言葉が出てきました．

④少し興味をもったようなので，歯科医師が絵や模型を使ってう蝕を放置しておくとどうなっていくかをわかりやすく説明しました．

⑤「今日は治療しないけど，検査だけやってみようか」との歯科医師の声かけに，女児は肯きました．

⑥歯科医師は，女児に先ほどの説明を繰り返しながらミラーを見せた後，女児は徐々に開口し口腔診査を受けました．

⑦歯科医師は「次はむし歯にならない特別な方法を教えるからから必ず来てね」と声をかけ，ハイタッチをして女児に退室してもらいました．

## 1）事例をもとに対処法を深める考察

受診までの経過から，女児が開口しない理由やきっかけは必ずあると考えられます．担当する医療者はすぐに理由を聞きたくなりますが，それは大人には理解できないことかもしれません．また，これまで，理由を問われることが尋問のように感じていたかもしれません．理由を探ることは大事ですが，初めての診療室では医療者との信頼関係を築くことが第一です．まずは，女児の思いに寄り添うことから始めます．医療者は女児に恐怖や痛みを与える加害者ではなくて，口腔の健康を維持するための支援者であること理解してもらうように努めます．女児の視点に立って，わかりやすく説明して，主体的に治療を受けるようにすることで，女児に

とっても医療者にとっても負担の少ない良質な診療へと繋がっていきます．

## ③ 障がい児の歯科臨床

　障がいの種類は多種多様で，歯科診療所において対応が困難なものから健常者と変わらないものまでさまざまな障害があります．ここではその中でも比較的頻度の高い自閉スペクトラム症の対応について述べます．自閉スペクトラム症の特徴は，①対人関係の障害（感情の共有ができない），②言語およびコミュニケーションの障害（無言，オウム返し），③こだわり行動などがあります．その症状の程度は一人ひとり異なります．

　自閉症患児の歯科診療を行うにあたっては，家庭や学校などでの日頃の様子を保護者からよく聴収し，その患児の特性を知り，苦手や嫌悪を感じる物事を可能な限り取り除く配慮が必要となります．また，保護者は患児がより理解しやすい言葉や具体的な伝え方を知っています．自閉症患児は知的障害を伴うとは限りません．医療者の説明に対して無言であったり，応答がなかったりしても理解できる能力をもっています．その患児の視点に立って，保護者の協力を得ながら，視覚素材（絵カードや写真／図3）を用いて順序立ててわかりやすく説明することが大切です．

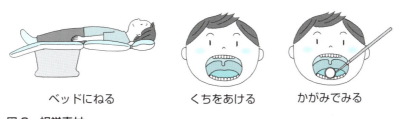

**図3　視覚素材**

## ④ まとめ

小児・障がい児歯科臨床で上手にコミュニケーションをとるためには，以下が大切です．
▶患児の発達段階に応じて話す．
▶患児の個性や性格を考えて話す．
▶患児の気持ちを表すサインをできる限り受け止める．
▶患児の力を最大限引き出すにはどうしたらよいか本人および保護者と一緒に考える．

**参考文献**
1) 高木裕三，田村康夫，井上美津子，白川哲夫編著：小児歯科学．第4版，医歯薬出版，東京，2011.

# 5 カンファレンス時のコミュニケーション

## ❶ カンファレンスの意義とは

　カンファレンスには，会議，協議会という意味があります[1]．医療現場においては，仕事の問題点や患者情報を共有するための会議のことを指します．カンファレンスをすることで，患者一人ひとりについて，歯科医師や歯科衛生士などそれぞれの立場からの情報を出し合い情報を共有することができるため，よりよい医療提供をすることができます．例えば，患者Aについて，受付スタッフからは医療費の悩みについて，歯科衛生士からは服薬中の薬や今後の治療についての不安，歯科医師からは現在の治療状況についてなど，違う角度からの情報をお互いに共有します．そうすることで，患者Aの不安感の解消や適切な医療提供を行うことができるようになります．そのため，多くの病院や診療所では日々の業務のなかでカンファレンスを行っています．

## ❷ 医療安全におけるカンファレンス

　日常業務のなかでカンファレンスを行うことは，親密なコミュニケーションをとる機会となり，安全によりよい医療提供を行うことができます．しかし，どんなに気をつけていても，インシデントやアクシデントを防ぐことはできません．インシデントやアクシデントが起きてしまったときは，なぜ起きてしまったのか？　どうしたら，同じことを繰り返さないか？　などカンファレンスで原因の追究と今後の対策をスタッフ全員で話し合い，共有することが大切です．この時重要なことは，インシデントやアクシデントを起こした人を決して責めないこと，意見を出しやすい環境を整えることです．

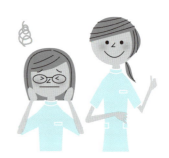

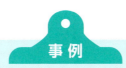

## 情報共有不足で治療準備を誤った

**問題**

患者Bに対して，治療についての共有ができておらず，歯科衛生士Sが違う治療の準備をしてしまいました．この診療所では毎朝，カンファレンスを行っており，コミュニケーションはとれていると思われていました．

**解決策**

①カンファレンスで歯科衛生士Sから状況の確認をする．
②歯科衛生士Sの情報から，なぜ起きてしまったのか，スタッフ全員で話し合う．
③今後どうしたら同じ間違いが起きないかをPDCAサイクルを活用し，話し合った結果，受付Uから「次回の治療について，歯科医師に確認し，次回のアポイント表と共有ノートを作り，伝達事項を記載してはどうでしょう」との意見があった．
④受付Uの提案を実施したところ，このようなインシデントは起きなくなった．

### 1) クリティカルシンキングの思考

スタッフ一人ひとりが起きた問題を論理的に考えることが大切です．同じ病院や診療所で仕事をするスタッフ一人ひとりが患者さんに対してよりよい医療を提供するためには，クリティカルシンキングの思考をもつことです．例にあげたようにインシデントやアクシデントが起きてしまったときは，スタッフ全員が感情的にならずに論理的に話し合うことで，円滑に問題を解決することができます（P. 72参照）．

### 2) PDCAサイクルの活用

医療安全のシステムとして，PDCAサイクル（P. 73参照）の活用があります．実際の診療所でもPDCAサイクルで診療所の問題点などについて取り組み，継続的な業務改善の実現に活用されています[2]．また，患者と医療従事者協働による医療安全への取り組みについてPDCAサイクルを活用した研究もみられます[3]．カンファレンスでPDCAサイクルを活用することにより，安全で最適な医療を患者に提供することができます．

## 3）カンファレンス時のコミュニケーション

　カンファレンス時の例のように，インシデントを起こしてしまったスタッフを責めず，情報を共有することにより，スタッフのなかから解決策を導き出すことができます．日常業務での親密なコミュニケーションと，スタッフ一人ひとりがクリティカルシンキングの思考をもち，PDCAサイクルを有効に使うことが大切です．

## 4）まとめ

①仕事の問題点や患者の情報交換を共有する．
②日常からスタッフ同士のコミュニケーションをとる．
③スタッフ同士でインシデントやアクシデントの共有をし解決を図る．
④スタッフ一人ひとりがクリティカルシンキングの思考をもつ．
⑤PDCAサイクルを活用する．

---

**Column 9**

### 論理的思考（ロジカルシンキング）

　医療安全を取り巻く環境が複雑化し，安全管理の業務が拡大してきている現状にあります．医療安全を推進するためには，医療スタッフの能力を集結し，組織として医療安全の機能を高めることが求められています．

　患者や家族を支援するためには，抱えている問題を明らかにすることが必要で，問題の根拠（事実）は何か，問題に対してどのように判断しているか，医療サービスに何を期待しているか（結論）を，明確にする必要があります．対話での筋道を立てて聴く力，論理的に考え，わかりやすく伝えられる力，すなわち"論理的思考"ができる能力が必要です．

　医療事故においても，さまざまな状況や多職種との連携の業務で，"思い込み"によるインシデント・アクシデントの事例は少なくありません．ヒューマンエラー（人為的ミス）をゼロにすることは難しいですが，事故発生の予防，リスクを最小限にすることは医療安全における重要な課題です．対策には，医療スタッフのインシデントレポートの報告数の増加を目指し，インシデントレポートを共有し，活用することです．インシデントレポートの共有，活用には，事例の原因を分析し，筋道立てて物事を論理的に考え，安全管理を考えるスキル，論理的思考が大切になります．

　論理的思考には，物事や情報を鵜呑みにするのではなく，事例を多様な角度から検討し，論理的・客観的に理解する，クリティカルシンキング（批判的思考）も必要です．

## 医療安全とPDCAサイクル

Column 10

　PDCAサイクルは，生産管理や品質管理などの管理業務をスムーズに進めるマネジメントサイクルですが，医療の質の向上と安全確保のためのリスクマネージメントでの方策としても用いられています．

　安全対策に取り組むためには，①患者サイドからの安全確保，②全スタッフの安全への意識，③安全システムの整備，④情報の共有（インシデント報告）が大切です．特に情報の共有は，ミスから学ぶ学習が大切で，現場で改善できるシステムづくり，危ないことを感じ取ることのできる鋭いセンス（危険予知の高い感受性）を身につけることです．

　組織で安全管理をする方法として，**PDCAサイクル**があります．**P（計画）**でリスクの把握と解析，分析をし，**D（実行）**でリスク軽減対策を実行します．そして**C（チェック）**で改善策の成果を評価し，**A（アクション）**で成果の情報をもとに改良，改善を繰り返します．このような流れで，全スタッフで医療安全推進に取り組み，安全への意識を高め，多職種との連携を深めていきます（図1）．

　このPDCAサイクルは，医療安全計画に基づく管理手法としてISO9001でも利用されています（図2）．

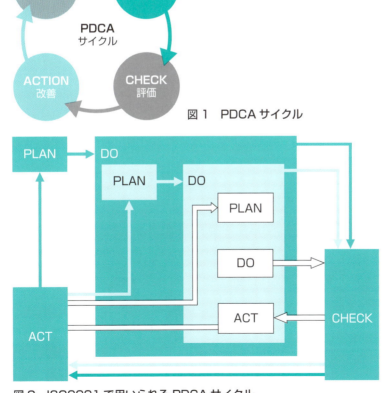

図1　PDCAサイクル

図2　ISO9001で用いられるPDCAサイクル

**参考文献**

1) スーパー大辞林 3.0．三省堂．(Copyright© Sanseido Co., Ltd.2007)
2) 小野寺夏美：院内コミュニケーションの重要性．日本顎咬合学会誌 咬み合わせの科学，35（1/2），57-62，2015．
3) 柏木彩友美，粕川正光，酒井 明：PDCAサイクルを活用した患者と医療従事者協働による医療安全への取り組み．千葉科学大学紀要，3，137-147，2010．
4) 照屋華子，岡田恵子著：ロジカルシンキング―論理的な思考と構成スキル（Best solution）．東洋経済新聞社，東京，2001．
5) メアリ・A.ミラー，ドロシー・E.ハブコック著，深谷計子，羽山由美子訳：看護にいかすクリティカルシンキング．医学書院，東京，2002．

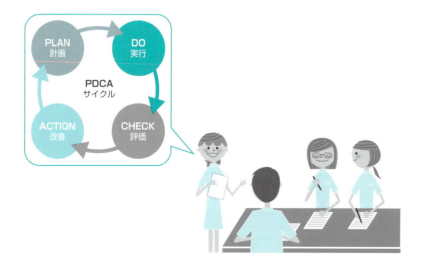

# 6 歯科衛生過程とコミュニケーション

## ❶ 歯科衛生過程とは

　歯科衛生過程とは対象者の歯・口腔の健康を維持増進するための業務遂行の根幹となる思考過程です．対象者の歯科衛生上の問題を把握し，その原因を見つけ出し，その人にあった個別的な問題解決策を導き出し，その問題解決策を実践し評価していく理論に基づいた科学的な実践課程です．科学的な思考，根拠をもって問題解決することにより，対象者にあわせた歯科衛生ケアを行うことができます．

　歯科衛生過程は6つの構成要素から成り立ちます（表1）．歯科衛生過程の第一歩が歯科衛生アセスメントです．対象者の健康状態を把握するために，さまざまな側面から情報を収集します．情報収集は歯科衛生アセスメントの段階だけでなく，歯科衛生過程が継続する限り続きます．初診の対象者においては，情報収集とあわせてコミュニケーションの確立や信頼関係の構築も同時に行います．

## ❷ 情報収集

　情報はカテゴリー別に主観的情報（Sデータ）と客観的情報（Oデータ）に分けて収集します．主観的情報とは対象者が書いたことや話したことで，対象者である患者自身から発せら

表1　歯科衛生過程の6要素

| ①歯科衛生アセスメント | 情報収集，情報処理 |
|---|---|
| ②歯科衛生診断 | 問題の明確化 |
| ③歯科衛生計画立案 | 目標の設定，歯科衛生介入方法の決定 |
| ④歯科衛生介入 | 歯科衛生計画の実施 |
| ⑤歯科衛生評価 | プロセスと結果の評価 |
| ⑥書面化 | 記録 |

れた情報です．主観的情報から，対象者の状態，問題，必要としていることを推論し，それに関わる情報をさらに収集する必要があります．客観的情報とは，専門家の観察によって得られた所見や検査データのことです．

主となる情報は，対象者からの聴取です．思いつきで収集するのではなく，計画的に，歯科衛生ニーズの枠組みに沿って収集します．

## ❸ 情報処理

集めた情報を効果的に利用するには，収集した情報を「整理・分類」「解釈・分析」「統合・照合」することが必要です．情報処理を行いながら，問題とその原因を推測していきます．

## ❹ 書面化（記録）

収集した情報は正確かつわかりやすく記録します．書面化することにより，スタッフ間で他の歯科衛生士と情報を共有したり，その後に収集した情報と比較することができます．

## ❺ 事例検討

### 歯科医療面接で情報を十分に提供してもらうためのスキル

**患　者**　50代，女性
**来院理由**　歯がグラグラする

①数日前から歯が揺れていることに気がついた．
②看板を目にして，当院へ初めて来院された．
③とても緊張している表情で，言葉数も少ない様子．

## 1）情報収集の時のコミュニケーション・スキル

### ◾️ノンテクニカルスキル

コミュニケーションの65％は「ノンテクニカルコミュニケーション」によって成り立っていると言われています．

#### ①身だしなみ

化粧や服装から受けるイメージは，はじめの数秒で決まります．誰にでも安心してもらえるような，医療人としてふさわしい身だしなみを心がけます．清潔なユニフォーム，きちんとした着こなし，健康的なメイクで，髪はまとめて，前髪は額にかからないようにします．爪は短くして，マニキュアはつけません．

#### ②ポジション・距離

聴き取りをする時は，対象者と直角の向きで座りましょう．正面のポジションは緊張感が高まることがあります（図1）．また，対象者が振り向くような背後からのポジションは表情が観察できません．足は組まずに，揃えて座りましょう．目線は対象者の高さに合わせ，上から見下すようにならないようにします．背筋を伸ばし，相手を受け入れ，話を聴こうとする気持ちが相手に伝わるような姿勢を意識します．

#### ③声の調子やスピード（話し方）

対象者が心地よいと感じられる声の調子やスピード（話し方）を心がけましょう．基本的には対象者の話し方に同調するようにします．

#### ④視線・表情

対象者の目を見るのが基本です．しかし状況によっては意識的に視線を外すことが必要な場合もあります．笑顔で反応したり，共感を示す表情，安心させるやわらかな表情が大切です．

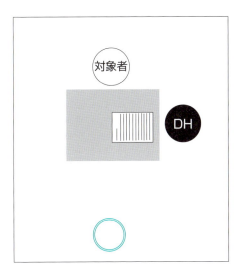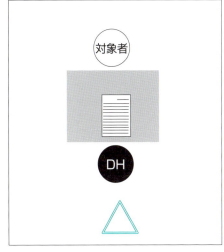

図1　情報収集時のポジション

⑤ **沈　黙**

答えを急がせず，考えを十分に整理するための時間を提供します．

⑥ **動　作**

短いあいづち，うなずきは「よくわかります」というような受容を表すメッセージとなります．

### 2 心構え

焦らないことです．短い時間で「少しでも多くの情報収集をしなくては」と焦ってはいけません．まずは対象者との信頼関係を築くことが大切です．信頼関係がなければ質問に答えてくれないことがあります．また，対象者がこれからの支援と質問がどう関係するのかわからないこともあります．なぜこの質問をするのか理由を伝え，思いやりのある効果的な歯科医療面接にしましょう．

情報収集では質問だけでなく，わかりやすい情報提供も大切なスキルです．いつでも質問に答える姿勢をみせ会話の途中でも質問を受けましょう．

### 3 質問方法

歯科医療面接では，3種の質問を組み合わせながら情報を整理し，こちらからも情報を提供していきます（表2）．

質問の最初に，開かれた質問を複数回行うと，相手の言いたいことが大まかにわかってきます．その後，閉ざされた質問を複数回行い，課題点を引き出します．さらに，症状・徴候については具体的に答えてもらえるように，質問を絞りましょう（図2）．

### 4 話の聴き方

対象者が話している時は，手を止め，声の調子や顔を見て表情を観察します．相手の考えや立場に立って話を聴きましょう（**傾聴**）．相手の見方，相手の価値観から理解し，その話が相手にとって，どのような意味をもつのかというところに焦点を当てて，話を聴きます．話の内

表2　質問のスキル

| ①開かれた質問 | 対象者が自由に答えられる質問（オープン型質問） |
|---|---|
| ②閉ざされた質問 | 対象者が「はい」「いいえ」でしか答えられない質問（クローズ型質問） |
| ③焦点を当てる質問 | 時間の流れや症状などに焦点を当てて聞いていく質問の方法 |

▶説明を求め，確認をしましょう
▶相手の立場を配慮した表現をしましょう
▶相手の使った言葉を反復しましょう
▶感情や話を促し会話を広げましょう
▶問い詰めてはいけません
▶開かれた質問と閉じられた質問を組み合わせましょう
▶誘導尋問はしてはいけません

図2　質問するポイント

表3 話しの聴き方のスキル

| スキル | 効　果 |
|---|---|
| うなずき・あいづち | 受容を表すメッセージとなります． |
| 繰り返し | 相手の言葉を繰り返すと，患者は「共感してもらえた」と感じ，新たな内容について進みやすくなります． |
| 言い換え・明確化 | 対象者が使った言葉とは違う言葉で言い換えて，話の内容を明確にします．対象者は話の内容を理解してもらえたと感じ，安心します． |
| 反　映 | 対象者の感情を反映する返信をすることによって，言葉の裏にある感情について話しやすくなります． |
| 問題のリストアップ | 話し合っていない他の話題がないか尋ねます．話し忘れたことや，言い出しにくかったことを話しやすくできます． |

容とその感情を理解し，気持ちにも耳を傾けましょう（**共感**）．短いあいづち，うなずきは受容を表すメッセージとなります（表3）．

　話の腰を折らず，しんぼう強く，最後まで話を聴きましょう．また，考えを整理するための時間，沈黙も重要です．急がせず，十分に考える時間を提供しましょう．

### 5 歯科医療面接の終わりに

　対象者に「最も言いたかったこと」を要約してもらいましょう．そして，話し合っていない他の問題がないか確認します．最後に，協力関係であることや支援の気持ちを伝え，励ましましょう．

**参考文献**
1) 佐藤陽子，斎藤淳編著：歯科衛生ケアプロセス．医歯薬出版，東京，2007．
2) 佐藤陽子，斎藤淳編著：歯科衛生ケアプロセス実践ガイド．医歯薬出版，東京，2015．
3) 山田隆文：でんたるこみゅにけーしょん－歯科医療面接総論－．学建書院，東京，2003．
4) 松崎有子：NCブックス　もう実習で困らない！患者とのコミュニケーション―押さえておきたい基本と患者の個別性に合った対応術．医学芸術社，東京，2005．
5) 保坂 隆監：24の臨床シーンでわかるコミュニケーションの上手な方法（看護学生必修シリーズ）．照林社，東京，2006．
6) 中村千賀子，吉田直美：みるみる身につく歯科衛生士のコミュニケーション力．口腔保健協会，東京，2014．

# 7 摂食嚥下リハビリテーションで求められるコミュニケーション

## 1 はじめに

　摂食嚥下障害とは，「食べる機能の障害」という意味です．この障害は，発達障害や脳血管疾患，パーキンソン病や神経難病など，さまざまな病気が原因で起こります．また，加齢によって食べる機能は低下することから，超高齢社会に突入している今，このような問題を抱える人はますます多くなることが予想されます．歯科専門職は，誤嚥（唾液や飲食物が気管に入ってしまうこと）による誤嚥性肺炎を予防するため「口腔衛生管理」を基本として摂食嚥下障害に関わります．またさらに一歩進んで，その障害を早い段階で発見し，機能低下が進まないように指導や訓練を行うこと，胃瘻などの経管栄養となっても，経口摂取の可能性を正しく評価し，多職種とともに食べるための取り組みに参画し，患者の生活に寄り添うことが望まれています．

## 2 摂食嚥下リハビリテーションとは

　摂食嚥下障害のリハビリテーションでは，医学的所見をとり，スクリーニングテストなどの簡易評価を行います．必要に応じて，ＶＥ（Video endoscopy：嚥下内視鏡検査）やＶＦ（Video fluorography：嚥下造影検査）などの画像評価を行います．それにより診療方針・ゴール設定がなされ，日々の訓練や食事形態，一口量，姿勢や頸の角度，また歯科的装具の装着など，さまざまなアプローチが行われ，段階的に食べる機能の向上を目指します．

## 3 摂食嚥下リハビリテーションにおけるコミュニケーション

①**多職種とのコミュニケーション**
　前述のように医学的な評価から訓練，指導に至るまで，医師，歯科医師をはじめ，歯科衛生

士，看護師，言語聴覚士，理学療法士，作業療法士，管理栄養士，ケアマネジャー，介護士など，さまざまな専門家と連携を行います（図1）．そのためには「共通言語」としての摂食嚥下リハビリテーションに関わる知識を有するとともに，お互いの職種を理解・尊重して，コミュニケーションを積極的にはかり，働きやすいチームの雰囲気をつくりあげていきます．

②**患者・家族とのコミュニケーション**

患者の中には，がんの末期にある方も少なくありません．本人や家族の医療や介護に対する気持ち，考え方も多様です．医療者としての立場や法，倫理を意識することは大切ですが，一人の人間として愛情をもって，患者や家族に寄り添う気持ちが必要です．

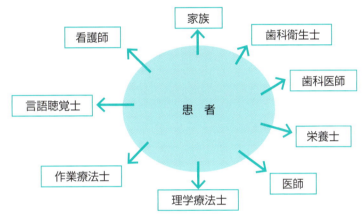

図1　チームアプローチの形態
各専門職種のいる，いわゆる大病院のような形式．主治医がチームリーダーとして統括，または各専門職種間の連携により患者に対応する形態．

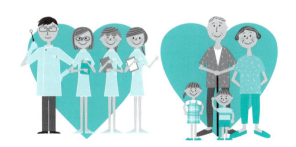

## ❹ 事例検討

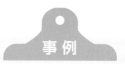

### 1年間経口摂取していなかった在宅療養患者に対する，多職種による摂食嚥下リハビリテーション

**患者** 92歳，女性

**状況** くも膜下出血により自宅で倒れ，入院．経口摂取は困難と診断され，胃瘻を造設された．翌月に退院し（要介護5）在宅での療養生活が始まった．口からは何も食べずに約1年が経過．

①退院より1年後，訪問看護師が口腔のケアをしている際に上手に水を飲み込むことができた．このことにより，経口摂取の可能性を感じた介護者（患者の長女）が在宅訪問医師に相談し，近隣の歯科診療所へ摂食嚥下機能評価を依頼された．

②1年間経口摂取をしていなかったため，嚥下スクリーニングテストを行った．精査の必要を認め，歯学部附属病院摂食嚥下リハビリテーション外来からの訪問による評価が依頼された．VEを含めた評価により，プリンやヨーグルト状であれば，食物を使った訓練は可能であると診断された．

③食物を使わない訓練として，嚥下体操や吹き戻し，童謡を歌う訓練などを行った．このような訓練のほかに，歯科衛生士や訪問看護師が口腔のケアも実施した．また訓練や口腔のケアを行う際には，血圧や酸素飽和度の測定を行い全身状態にも目を向けた．

④介入より半年後の9月には，3回目のVEによる摂食嚥下機能評価が行われ，軽度咀嚼の必要な食形態へアップした．そして介入より約1年後に，デイサービスにて食事が摂れるようになった．

⑤介入より1年半の敬老の日には，ご家族とお寿司を食べてお祝いをすることができた．

## 1） 事例のポイント

①主たる介護者（キーパーソン）は，大変熱心な患者の長女でした．少しでも口から食べさせたいという熱意と「医療者の義務」が合致したことが良い結果の一因でした．医療者の義務には，「適切な治療」「説明と同意」「本人の自己決定権を尊重する」ことなどがあげられます．認知症患者などでは意思能力のレベルにより自己決定が困難ともなりますが，いつでも一人の「人」として尊重し，その人の立場に立って理解をする心がけが求められます．

②在宅への訪問診療という形態をとりながらも，適切な医療の提供という観点より，スクリーニングテストの実施と専門家の派遣を依頼した歯科診療所のマネジメント力，病診連携もポイントです．

③在宅や施設では病院と違い，この分野で主軸となっている言語聴覚士をはじめ，関連職種がすべて揃うことは困難です．また設備にも限りがあります．各職種が専門を超えて足りない部分を補い合い役割を遂行する，摂食嚥下リハビリテーションに求められるチームアプローチ（図2）がなされたことが，本症例がよい結果となった最大のポイントです．

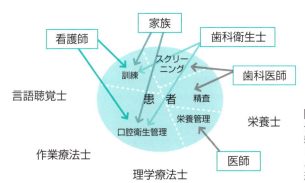

図2　摂食嚥下リハビリテーションでのチームアプローチの形態
患者のために，存在する専門職が相互の役割を理解したうえで，柔軟に各役割を超えて，補完し合うことで患者のニーズに対応するチームアプローチの形態．

## 2） まとめ

要介護者の支援には医療職や介護職をはじめ多くの人びとの関わりがあり，患者と家族のコミュニケーション，医療介護者側のコミュニケーションが存在します．そして患者，家族の幸せを目標として，患者家族と医療介護者側の両者のコミュニケーションがうまくなされた際によい結果が生まれます．現場では「コミュニケーションこそ最大の力」と感じられる症例に幾度も出会います．そのためにも口腔機能の管理を担う大切な仕事をしているという自覚をもち，積極的に多職種とコミュニケーションをとれるように研鑽を積んでいきましょう．

**参考文献**
1）箕岡真子，稲葉一人，藤島一郎 編著：摂食嚥下障害の倫理．ワールドプランニング，東京，2014．
2）才藤栄一，植田耕一郎監：摂食嚥下リハビリテーション第3版．医歯薬出版，東京，2016．7-8，356-357．

# 8 コミュニケーションを学ぶロール・プレイング

## ❶ ロール・プレイング（役割演技）とは

　ロールとは役割の意味であり，ロール・プレイングは一般的に役割演技法といいます．役割（ロール）を演じる（プレイング）模擬的な体験です．その人の役割を演じることによって，その人の心理状態を理解するとともに，仲間同士でその演技を観察し分析し合うことにより，自分に足りない視点や自覚していない自分の行動をとらえ，仲間の意見を統合して対応の仕方に工夫を生み出していくものです．コミュニケーション・スキルの修得に効果的であるとされています．

## ❷ 実施方法

　ロール・プレイングはある条件設定での演技と，その演技についての振り返りで構成され，6～7名のグループで実施します．

### ①事例を用意する
　患者の年齢，職業，症状など具体的に設定します．

### ②役割を決める
　患者役，歯科衛生士役，観察者を決めます．観察者のなかから演技の進行を促し，スケジュール管理を行う進行役を設けます．

### ③実施する
　1回の演技時間は5～10分を目安にしましょう．短すぎると，状況に応じたコミュニケーションが成立しにくくなります．
　患者役は患者になりきり，歯科衛生士役はあらかじめ対応をイメージしておきます．演技者はそれぞれの役になったつもりで自発的に役を演じ，その時の自分の気持ちや判断，行動の仕方をとらえます．観察者は患者役と歯科衛生士役の会話や行動を観察し，話し方や聴く姿勢，対応の仕方，態度などを観察します．
　同じ状況設定で，役割を交代し複数回演技をします．患者役，歯科衛生士役，観察者の3

役すべてを体験するようにします．

### ④振り返り

すべての演技が終了した後に，参加者全員でロール・プレイングで感じたことなどを話し合います（図1）．患者役は，歯科衛生士役のどんな言動に感情が動いたのか，どんな気持ちになったのかを伝えます．歯科衛生士役はどのように関わろうとしたか，どのようなコミュニケーション・スキルを使用できたか，感情はどのように動いたかを振り返ります．観察者は患者役と歯科衛生士役の非言語コミュニケーションに焦点を当て，その時の気持ちを質問します．

話し合う前に，体験で学んだこと，疑問点など，他の演技者と比較して自分の行動はどうであったか，整理をしておきます．

司会，書記を決め，問題を整理しながら進めます．司会は参加者全員の感想や意見を引き出すようにします．意見の言いっぱなしにならないように，論点をまとめながら進めましょう．時間配分を工夫し，時間内で終了するように進行します．

書記は話し合いの記録をとります．途中で経過報告をしながら参加者に議論の内容を知らせます．

### ⑤自分の行動目標や課題を整理する

話し合った内容，意見を整理し，自分の意見，感想と統合して，自分の行動目標や今後の課題として整理しましょう．目標達成や課題解決に迫る方法を考え，計画しましょう．

①演じた内容，観察したことがらを材料とし客観的に意見を出し合いましょう．
②全員が発言するようにします．
③自分勝手な話をせず，その場で話し合っている内容にそって意見を言いましょう．
④わからないことは，その場で質問します．
⑤お互いを尊重しましょう．発言している人の話は最後まで聴き，途中でさえぎりません．
⑥自分の意見と異なっても，感情的になってはいけません．問題を明確にする話し合いです．実施後まで感情は引きずらないようにしましょう．
⑦自分に対する他者の意見も感情的になってはいけません．自分の演技もその時の気持ちもすべて考える材料となります．自分自身を客観的に見る姿勢が大切です．

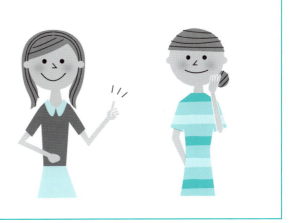

図1　話し合いのポイント

## ❸ 事例検討

### 5歳女児の母親への歯科保健指導

**患　者**　5歳，女児
**来院理由**　定期健診

① 3〜6カ月ごとに定期健診で来院している．
② 女児にはう蝕予防処置が施されているが，母親はむし歯にならないか非常に心配している．

### 歯磨き指導に嫌気がさしている女性

**患　者**　23歳，女性，会社員
**来院理由**　3カ月ごとの定期健診

① 3カ月ごとに定期健診で来院している．
② 両親が歯周病なので，定期健診には熱心である．
③ 大きな問題がない限りは，健診時はクリーニングだけで十分だと思っている．
④ 来院のたびに，歯磨き指導されることに嫌気がさしている．

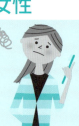

## 1）ロール・プレイングをしてみよう！

　患者役は歯科衛生士の言動によってどのような気持ちが生じるのかがわかり，患者の理解が深まります．歯科衛生士役はコミュニケーション・スキルの練習になるとともに自分の傾向を知る機会となります．観察者は他の人の接し方やコミュニケーション・スキルを見ることが学びになります（表1）．

表1 ロール・プレイングで深めるコミュニケーション・スキル

| 事例検討1 | 不安を訴える母親に対し，どうして不安に思うのか，どのように伝えれば安心してもらえるのかなど，相手の気持ちに寄り添う対応を学びます．<br>また，言い回しを変えるだけでも相手の反応に変化があることに気づきましょう． |
|---|---|
| 事例検討2 | 画一的な指導ではなく，指導方法や指導媒体を変えてみる，指導時間を割愛するなど，さまざまな工夫の必要性に目を向けていきましょう．歯磨き指導も健診の一部だとわかってもらいましょう． |

|  | 自分で演じる前の気持ち | 自分で演じて感じたこと・気づいたこと | 他人のロール・プレイングから気づいたこと |
|---|---|---|---|
| 患者役 | ・<br>・<br>・ | ・<br>・<br>・ | ・<br>・<br>・ |
| 歯科衛生士役 | ・<br>・<br>・ | ・<br>・<br>・ | ・<br>・<br>・ |

図2 ロール・プレイングの記録

| ロール・プレイング，話し合いを通じて感じたこと・考えたこと・気づいたこと |
|---|
|  |
| 自分の行動目標・今後の課題 |
|  |

図3 振り返り後のまとめ

　ロール・プレイングによって感じたこと，気づいたこと（図2）をもとに，自分の行動視点を追加修正し（図3），再び行動の場に出て対応の仕方に工夫をして行動します．このフィードバック\*が大切です．フィードバックにより，行動が徐々に適切なものになり，その場ですぐ動く反応力となっていきます．

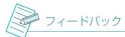
フィードバック

ある行動に対する結果を事実とともに具体的な視点で，行動した本人に伝えることです．フィードバックは批判ではありません．目標を定めるなど，示唆に富み，ポジティブなものであるとよりよいとされています．

**参考文献**

1) 大森武子,大下静香,矢口みどり:仲間とみがく 看護のコミュニケーション・センス.医歯薬出版,東京,2003.
2) 山田隆文:でんたるこみゅにけーしょん－歯科医療面接総論－.学建書院,東京,2002.
3) 松崎有子:NCブックス もう実習で困らない!患者とのコミュニケーション―押さえておきたい基本と患者の個別性に合った対応術.医学芸術社,東京,2005.

# 9 患者とのコミュニケーション
## ——向上のポイント

## ❶ 安全な医療提供をするためには良好なコミュニケーションが重要

　2016（平成28）年度の診療報酬の改訂により「かかりつけ歯科医機能強化型歯科診療所」に対する保険点数が加算されました．「かかりつけ医療機関」として患者に選んでもらうためには相互の強い信頼関係が必要とされます．そして，患者とのコミュニケーションは，患者のニーズを知る，信頼関係を築く，診療をスムーズに進めるための第一歩です[1]．

　歯科治療を受ける患者の多くは「痛いことをされないだろうか」「私の気持ちをわかってくれるだろうか」「治療費が高額なのではないか」など，多くの不安を抱えて来院します．患者は，医療スタッフに，治療への不安を話せないだけではなく，自身の体調や治療に対する要望を話すことができないことがあります．患者との信頼関係が構築できていないなかで治療を行い，当日の患者の体調把握ができないことで，予期せぬ急変により医療事故に繋がる可能性もあります．また，治療方針に納得できていないまま治療が進み，医療紛争＊となり，最終的に医療訴訟になることも考えられます．

　そのようなことが起こらないよう，歯科医師だけでなく，歯科衛生士や受付担当者も，患者と良好なコミュニケーションをとり，患者の本音を引き出すことが求められます．

## ❷ コミュニケーションのはじめの一歩

　第一印象はとても重要です．第一印象の研究で有名なものには，1971年にアメリカの心理学者アルバート・メラビアンが行った「メラビアンの法則」があります．「メラビアンの法則」によると，人物の第一印象は3〜6秒で決まり，その第一印象は，言葉（言語的コミュニ

医療紛争

医療者側と患者側で争いごとが生じた状態．必ずしも医療事故や医療過誤に起因するとは限りません．

ケーション）7％，声の調子（非言語的コミュニケーション）38％，態度（非言語的コミュニケーション）55％で相手に伝わったということです．実に第一印象の93％は非言語的コミュニケーションで伝わるということがわかっています[2]（図1）．

「メラビアンの法則」からも「おはようございます」「こんにちは」など，来院される患者への挨拶が鍵であることがわかります．表情・所作・声のトーンなどを含めた挨拶が，コミュニケーションへの第一歩となります．つまり，受容的な雰囲気づくりには表情（笑顔），声色（明るい声）などの非言語的なコミュニケーションに気を配ることが大切になります（図2）．そして，挨拶（第一印象）が上手にできると歯科医療面接へスムーズに移行することができます．挨拶同様に，歯科医療面接を行う際にも，身だしなみ・アイコンタクト・言葉遣い・話し方などに配慮する必要があります[3]．

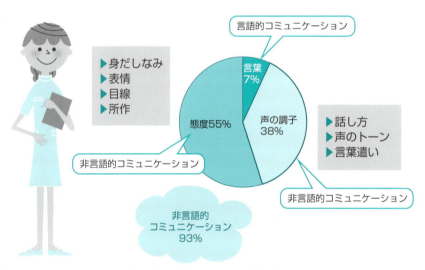

図1　コミュニケーションの第一歩（メラビアンの法則より）

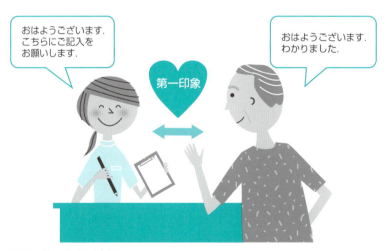

図2　第一印象が大切
挨拶・表情・声色に気を配りましょう．

このように，医療従事者としてだけではなく，"一人の人として"の身だしなみや話し方などの非言語的コミュニケーションができていれば，コミュニケーションは円滑にとることができます．

## ❸ ラポールの確立はコミュニケーションが必須

患者とのラポール（医療スタッフと患者の信頼関係）の確立（図3）には良好なコミュニケーションが必要不可欠です[2]．そのためにも，第一印象から言語的コミュニケーションだけではなく，非言語的コミュニケーションに注意を払うことが重要です．次の事例から，学んでいきましょう．

## ❹ 事例検討

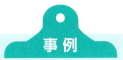

### 治療に無関心にみえる無口な患者

**患者** 60代，男性
**来院理由** う蝕と歯周病を治したい

①通院歴はあるが，定期健診には興味がなく，う蝕も多く，歯周病も進行していた．会話は少なく挨拶を交わす程度．治療に対する気持ちも不明瞭であった．
②治療中はしかたなく通院している様子だった．う蝕と歯周病の治療終了後，定期検診をすすめた．再三の説明により，次回来院の約束ができた．
③メインテナンスの初日．歯科衛生士Aが担当となる旨を挨拶（図4）．笑顔と丁寧な言葉遣いで，今後の予定を熱心に説明し，患者からの疑問にも答えた．
④歯科衛生士Aが，口腔内診査とブラッシング指導，PTC（Professional Tooth Cleaning）を行った．少しずつ会話の回数が増えていった．
⑤歯科衛生士Aが患者の日焼けについて質問をしたところ，「釣りが趣味」との回答が得られ，それを機に会話が弾むようになった．
⑥患者が予約日以外に，釣れた魚をもってきてくれるようになり，チェアサイドでも活発に会話が交わされ，信頼関係が深まりをみせた．セルフケアにも協力的になり，治療が必要になった際は，嫌な顔をせず通院するようになった．

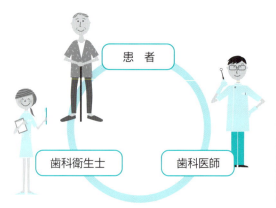

図3　ラポールの確立

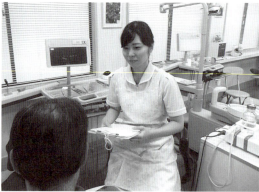

図4　患者とのコミュニケーション

## 1) 苦手なコミュニケーションを克服するには

　老若男女，さまざまな患者が来院されます．特に第一印象となる初診時に気をつけることが今後のコミュニケーションを円滑に行ううえで鍵となります．患者と医療提供者という関係を一度忘れて，友人や家族などと話しをするのと同様，人と人とのコミュニケーションだと思って話してみましょう．もちろん，ふさわしい言葉遣いの配慮は必要です．

　どのような患者でも共通して話題にできることとして，「今日は暑いですね」「ミカンがおいしい季節になりましたね」といった，お天気，食べ物，季節の行事などがあげられます．そして，来院ごとに会話を重ねていき，患者の趣味・家族・仕事などの情報を蓄積していきましょう．例えば，釣りが趣味の患者へは「最近，釣りに行かれましたか？」，食べることが好きな患者へは「もうサンマは召し上がりましたか？」などと，質問できるようになります．

　このような会話は，一見，歯科治療に関係がないように思われますが，実は深く繋がっています．例えば，咬耗の原因が「釣りでの食いしばり」ではないかと見当をつけることができますし，「大好きなリンゴが食べにくくなった」との会話から「義歯の不具合」を想像することができます．

## 2) 患者のコミュニケーションの協力も必要

　医療従事者もコミュニケーションをとるための準備が必要ですが，コミュニケーションをとるには言葉のキャッチボールをする必要があります．患者にも協力をしてもらうことも大切です．事例では，当初は患者になかなか心を開いてもらえず，治療はスムーズではありませんでした．しかし，メインテナンス移行時，歯科衛生士Aが担当となり，少しずつ会話が増えていき，会話を重ねるなかで患者と良好な関係が構築され，安全・安心な医療提供を行うことができるようになりました．

## 3) まとめ

① 第一印象に留意：清潔な身だしなみ，話し方など非言語的コミュニケーション．
② 「おはようございます」や「こんにちは」などの挨拶．
③ 日常会話から患者の情報を収集．
④ 患者のコミュニケーションの協力も必要．

**参考文献**

1) 中向井政子，石田直子，藤野富久江：歯科衛生士学生への接遇教育に関する考察（3）患者さんとのコミュニケーション．湘南短期大学紀要，14，29-34，2003.
2) 千代田真紀：コミュニケーションとマナーに関する考察．千葉経済大学短期大学部研究紀要，9，91-102，2013.
3) 中野はるみ：非言語コミュニケーションと周辺言語．長崎国際大学論叢，8，45-57，2008.
4) 山田隆文：歯科医療面接の基礎．明倫歯誌，5（1），64-69，2002.

# 10 歯科保健指導における患者との信頼関係形成のためのコミュニケーション

## ❶ 信頼関係を形成する

　歯科保健指導には患者の参加，協力が要求されます．信頼関係を形成し患者の保健行動への意欲を高めましょう．

①**挨　拶**

　最初の挨拶の印象によって患者との信頼関係形成に大きく影響を与えます．好印象を受けた場合は患者の緊張もやわらぎます．相手とのコミュニケーションが促進されるでしょう．にこやかに挨拶をしましょう．

②**ポジション**

　歯科保健指導の際，模型や資料を用いてユニットで説明するときは，患者の足のほうで斜めに向きあって座ります（図1）．安心と親しみを感じさせる位置とされています．

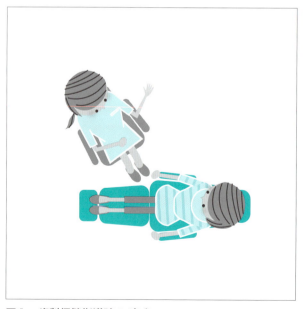

図1　歯科保健指導時のポジション

## ❷ 保健行動への導き方

患者の習慣を変えるために知っておきたい考え方は，表 1 です．

表1　患者の習慣を変えるために知っておきたい考え方

| 患者が行動を変えるまでの段階 | 歯科衛生士がすること |
|---|---|
| 行動変容の必要性に気づく | 病気になると大変だと感じてもらう |
| 行動変容の実行に納得する | 健康行動をとるメリットがデメリット（行動・負担）より大きいと感じてもらう |
| 行動変容へのやる気をもつ | 行動によって得られる結果とメリットを知ってもらう．この行動をとってほしいと期待している人がいることを知り，期待に応えようと思ってもらう．やる気をもってもらう |
| 知識を獲得する | 必要な知識を提供する |
| 技術を獲得する | 必要な技術を提供する |
| 自分は行動変容ができると信じる（自己効力感） | 自分でもやれると確信してもらう |
| 周囲の人びとの協力と理解を得る | ソーシャルサポート |

（みるみる身につく歯科衛生士のコミュニケーション力．より）

## ❸ 事例検討

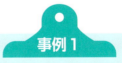

### 働き盛りで毎日忙しい男性社員への歯科保健指導

**患　者**　45歳，男性，会社員
**来院理由**　メインテナンス

①仕事の付き合いで飲み会も多く，帰宅時刻が遅いことが多い．
②定期的な来院が困難で，歯肉腫脹が顕著にみられる．
　ＰＣＲ（Plaque Control Record）74.2％．歯頸部にプラーク付着＋＋．
③歯磨き回数は1日1回（起床後）のみ．歯ブラシで横磨きを行っている．
④デンタルフロスの使用をすすめているが「面倒だ」と拒否し続けている．

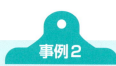

## 部活と受験勉強で忙しい女子生徒への歯科保健指導

**患者** 15歳（中学3年生），女子
**来院理由** 前歯の白い部分が心配

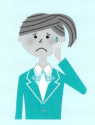

①バレーボール部と受験勉強の両立で毎日忙しい．
②スポーツドリンクをよく飲む．
③前歯部歯頸部に白濁がみられる．PCR（Plaque Control Record）67.0%．
④歯磨き回数は1日2回（朝食後，就寝前）．歯ブラシで横磨きを行っている．

## 1）患者の理解度をアップさせるスキル

### ①問題についてわかりやすい言葉で説明する

　患者が行動変容の必要性に気づき，実行に納得するためには，批判的な発言にならないように心がけましょう．言葉の意味が理解できているか，内容が正しく伝わっているかどうかの確認が必要です．患者の非言語メッセージを観察し，理解していないような表情や反応を見逃さないことです．目的をはっきりと提示し，どのようにしてほしいのかを明確にしておきましょう．

　患者に応じて適切な言葉づかいをすることが大切です．医療人にふさわしい言葉遣いをしましょう．「〜してください」という命令形の言葉は患者の意思を無視することになります．「〜していただけますか」という依頼形の言葉は患者を尊重し，自己決定を促すことになります．

　専門用語は避け，一般的な用語に言い換えましょう．曖昧な表現や遠回しな言葉も避けましょう．語尾ははっきりと話しましょう．聞き取りやすいゆっくりとしたスピードで話しましょう．強調したいことは繰り返し伝えます．

### ②意欲のあるなしを見極めて患者の状況にあった指導をする

　理想の指導を押しつけてはいけません．患者がやる気を起こしてはじめて保健行動の形成，習慣に繋がります．患者が実践できそうな効果的で手技的に簡単なことから指導し，少しずつ難しい内容にしていきましょう．患者の学習能力を見極めることも必要です．集中して指導するのではなく，必要な事柄を分割して指導しましょう．

### ③情報提供

　歯科保健指導においては患者の考えを変え，健康的な行動に変えていく意欲が高まるような情報提供が必要です．一度に多くの情報を提供しても理解してもらうことは難しく，かえって

意欲の減退に繋がります．歯科衛生士として患者が知っておく必要のあるものを見極め，わかりやすく伝えましょう．そのためにも歯科衛生に関するさまざまな知識を高めておくことが大切です．

また，情報提供の後には，質問の機会をつくりましょう．患者の理解度や理解の仕方を確認し，誤った理解をしていたならば早めに修正します．質問の内容から情報の要求レベルの高さを推測することができます．また，精神状態を評価する手がかりにもなります．

④**継続的な保健行動の支援**

技術指導では顎模型を使用して実践してみせたり，体験型学習として患者の口腔内で実体験をしてもらいます．正しい技術を身につけておきましょう．自分ができない技術は患者に教えることはできません．

患者が技術を習得できた時は，共感的な支援の言葉で一緒に喜びを分かち合いましょう．患者に支援の気持ちがあることを伝えます．また，できなかったときの励ましの言葉も用意しておくことも必要です．

**参考文献**
1) 髙津茂樹：歯科医院での対人コミュニケーション―自己評価できる決定的瞬間80．クインテッセンス出版，東京，2002．
2) 中村千賀子，吉田直美：みるみる身につく歯科衛生士のコミュニケーション力．口腔保健協会，東京，2014．
3) 山田隆文：でんたるこみゅにけーしょん－歯科医療面接総論－．学建書院，東京，2002．
4) 松崎有子：NCブックス もう実習で困らない！患者とのコミュニケーション―押さえておきたい基本と患者の個別性に合った対応術．医学芸術社，東京，2005．

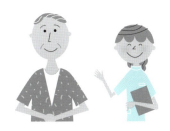

# 11 キャリア教育に必要なチームワークとコミュニケーション

## ❶ キャリア教育とは

　本書で扱うキャリア教育とは，一人ひとりの社会的・職業的自立に向けて，必要な基盤となる能力や態度を育てることを通して，キャリア発達を促す教育のことです[1]．

　学生時や卒業直後に，臨床現場に出た時には，まだ社会的・職業的には自立できていないのが現状です．そのような未熟な状態でも，臨床現場では，老若男女さまざまな患者と接することになります．多職種とチームを組み，安全・安心な医療を提供するために，チームメンバーの一人として，チームワーク力を高め，円滑なコミュニケーションをとることが求められます．

　それを実践するために，キャリア教育では，個人の技術や知識の向上はもちろんのこと，コミュニケーション能力を高め，チームで働くことの意義を理解し，的確に行動できる力を育むことが重要視されています．

## ❷ 社会の変化
　——高齢者の増加と多職種連携と患者のニーズ

　高齢者は増加の一途をたどり，慢性疾患の患者も増加しています．多様化した個々のニーズに応えるために医療・保健・福祉と連携してサービスを提供する必要があります．多職種連携に基づいたチーム医療を実践するために，多職種間連携教育を卒前から行う必要性が指摘されています[2]．また，チームワークの効果には「効果」「効率」「満足」「学習」があるといわれています[3]．社会のニーズに応えるためにも，チームワーク力を身につけることは，卒前・卒後のキャリア教育において重要です．

　在宅医療の現場では，患者やその家族だけではなく，医師・歯科医師，看護師，介護福祉士，ケアマネジャーなどさまざまな職種と関わります．多職種でコミュニケーションをとり，チームワーク力を高めることにより，チーム全体で患者の情報共有ができ，よりよい医療提供をすることが可能になります．例えば，歯科衛生士が口腔のケアを実施する際には，全身状況

を医師や看護師から，摂食嚥下の状況を歯科医師から，それぞれ確認することができます．

　患者へ安全・安心な医療提供を行うために，まずは自分自身のコミュニケーション能力（スキル）（図1）を向上させ，チームワーク力を高めていくことが大切です．

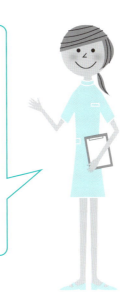

- ▶表現として伝える姿勢を身につける
- ▶言葉の使い方を磨く
- ▶非言語的表現のセンスを磨く
- ▶相手の気持ちを読みとり受け止める姿勢を身につける
- ▶相手の体の状態と変化を読みとる力を身につける
- ▶環境や場の状況をとらえる力を身につける
- ▶科学的探究の姿勢を磨く
- ▶歯科診療所（病院）における行動の全体像とプロセスの把握する
- ▶病気の進行・回復過程の把握する
- ▶セルフケア援助の姿勢を磨く

**図1　コミュニケーション能力の基本**[4]
（大森武子ほか：仲間とみがく看護のコミュニケーション・センス．より一部改変）

## ❸ キャリア教育を向上させるには

①コミュニケーション能力
- ・日常生活から近所の人や友人と話し積極的にコミュニケーションをとる．
- ・交流分析*など自己分析をする．
- ・患者の疑似体験をする．
- ・歯科衛生士，患者の役割をし，ロール・プレイングを行う．

②チームワーク力
- ・歯科診療所のスタッフ同士とミーティングを行う．
- ・他者分析だけではなく，自己分析を行う．
- ・個々の役割について理解し，相手の動きをみて自分の役割をまっとうする．

 交流分析

自分自身を分析し，人と人との間で何が起こっているのかを学び，人間関係の問題点を改善する心理療法．

## 1）チームワーク力とコミュニケーション能力（図2）

コミュニケーション能力を高めるには，日常生活からさまざまな人と話したり，患者と歯科衛生士の役割でロール・プレイング（P.84参照）をしたり，自己分析や他者分析＊をしたりすることで磨くことができます[4]．また，チームワーク力を向上させるためには図3が大切です．

例えば，診療所で患者が急変し救急車を呼ばなくてはいけない事態になった時，パニックに陥りやみくもに行動するのではなく，自分にできることを冷静に分析・判断し，対応すべきことをまっとうすることが重要です．

現代社会において，多種多様な患者へ多職種と協働で安全な医療提供を行うためには，キャリア教育のなかでコミュニケーション能力を高め，チームワーク力を向上させることが必要不可欠です．まずは自分自身を見つめ，他者を理解し共存できるように多くの経験をして学び続けることが大切です．

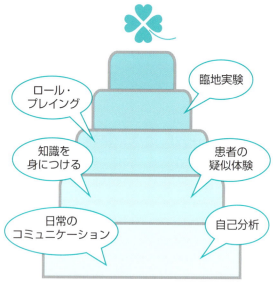

図2　キャリア教育におけるコミュニケーション能力向上とチームワーク力のステップ[4]

▶個人のコミュニケーション能力を高める
▶相手の動きをみて自分自身の役割を理解する
▶他者を知る
▶自分自身を知る
▶自分のできることを全力で取り組む訓練を行う

図3　チームワーク力を向上させるために大切なこと

他者分析

他者（家族や友人など）から自分に対する印象や言動を客観的に評価してもらい，参考にすること．

## 2）まとめ

①キャリア教育は常に学ぶことが大切．
②コミュニケーション能力は日常生活からも学べる．
③他者分析だけではなく，自己分析もチームワーク力向上の鍵．
④チームワーク力向上には一人ひとりのスキルアップが重要．

**参考文献**

1) キャリア教育とは何か．第 1 章キャリア教育とは何か．2）キャリア教育の定義．http://www.mext.go.jp/component/a_menu/education/detail/__icsFiles/afieldfile/2011/06/16/1306818_04.pdf（2016 年 10 月 23 日アクセス）
2) 高屋敷明由美，藤井博之，大嶋伸雄：地域における医療関係職種学生合同実習から参加者が得たものは？－卒前医学教育における職種間連携の教育の意義－．医学教育，37(6)，359-365，2006.
3) ベストチーム・オブ・ザ・イヤー チームワークとは http://team-work.jp/team.html．（2016 年 10 月 23 日アクセス）
4) 大森武子，大下静香，矢口みどり：仲間とみがく看護のコミュニケーション・センス．医歯薬出版，東京，2003.

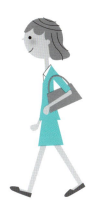

# 12 リスク感性を高める KYTの実際

## ❶ リスク感性を高める KYT

　歯科医療の現場は，多くの歯科医療機器や薬品を取り扱うなど，日常的にアクシデントやインシデントの起こるリスクが高い環境です．そのため，危険を察知したり，前兆の段階で把握するために，何が危険で，どれくらい危険なのか，その結果どのような事故に繋がるか理解しなければなりません．そのためには，「リスク感性」を養うことが大切です[1]．危険に対する経験の浅い新人歯科衛生士は事故防止に対する自覚は低く，また経験豊富なベテランの歯科衛生士でも集中力が途切れていたりするとインシデントを起こす危険があります．「リスク感性」を高めるために有効な方法として，KYT[2]（P. 33 参照）があります．

　医療現場の危険に対する認識が低い人はインシデントを起こし，また，危険察知能力が低い人はインシデントにすら気がついていない状況があるかもしれません．安全に業務を行うためにも KYT を導入し日常から「リスク感性」を高めることが極めて重要です．

## ❷ KYT の実際（図1〜2）

　総論（P. 33 参照）にも記載してありますが，さまざまな KYT があります．ここでは KYT の基本的な手法である KYT 基礎4ラウンド法[1,3]の演習例を紹介します．

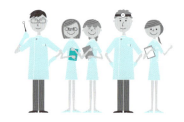

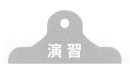

❶ 1チーム5～6人程度でグループ編成をし，リーダー（司会）や記録係を決める．

❷ 場面設定とイラストを提示し，手順からみるリスクを最初にあげる．

【例：入院患者に対する口腔のケア】

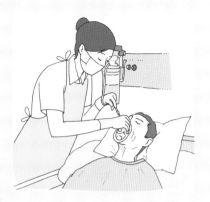

▶関連するイラスト（右）から，リスクを列挙する．

▶実際の現場で行ったことのない新人であれば，養成校の講義や実習で行った口腔のケアを思い出し，意見を述べてもらう．

❸ 手順からみるリスクを終えたらKYT基礎4ラウンド法（図1, 2）を行う．

▶KYT経験が少ない者の場合は，KYT基礎4ラウンド法からスタートせず，段階を踏む．まずは手順からみるリスクで事前に考えを述べることにより，スムーズに進行できる．

### 第1ラウンド：現状把握（どのような危険が潜んでいるか）

▶「要因（〜なので）」「行動（〜して）」「現象（〜になる）」とあげていく．

▶指導者は，「どんな患者さん？」「スポンジブラシで危ない経験はない？」などと声をかける．しかし，指導者は誘導しないように注意する．

### 第2ラウンド：本質探究（これが危険のポイントだ）

▶第1ラウンドであげたものから選ぶ．

▶特に危険なもの1つに「◎」を赤で記入する．

▶その他の危険なものに〇を赤で記入する．

### 第3ラウンド：対策樹立（あなたならどうする）

▶第2ラウンドの特に危険なもの（赤◎）を解決するための具体策を考える．

### 第4ラウンド：目標設定（私たちはこうする）

▶第3ラウンドであげた具体策から最も重要な実施事項について※をつける．

▶「〜するときは」「〜して」「〜しよう」「ヨシ！」というかたちでチームの行動目標を設定する．

▶覚えやすいように指差呼称ができるように行動目標をまとめる．

▶行動目標を設定し指差呼称までできたら発表する．

▶同じ場面でさまざまな考えがあることを共有することができる．

| KYT記録シート（タイトル：口腔のケア） | |
|---|---|
| 実施日：<br>　　　年　月　日 | リーダー：<br>記録（書記）：<br>メンバー： |

第1ラウンド：どのような危険が潜んでいるか？（思いつくまま，危険要因をあげる）

第2ラウンド：重要危険要因に赤○をつける．特に危険なものに赤◎をつける．

| No | 危険要因（〜なので） | 行動して（〜して） | 現象（〜なる） |
|---|---|---|---|
| 1 | | | |
| 2 | | | |
| 3 | | | |
| 4 | | | |
| 5 | | | |
| 6 | | | |

第3ラウンド：あなたならどうする．（危険要因赤◎を解決するために，具体策を考える）
　　　　　　：「必ず実施する」あるいは「しようと思う」対策（適切な対策に赤※印をつける）．

| No | ※印 | 具体策 |
|---|---|---|
| 1 | | |
| 2 | | |
| 3 | | |
| 4 | | |
| 5 | | |
| 6 | | |

第4ラウンド：私たちはこうする（チーム行動の目標設定）．

| 行動目標 | |
|---|---|
| 〜するときは | |
| 〜して | |
| 〜しよう | |
| ヨシ！ | |
| 指差呼称 | |

（兵頭好美ほか：医療安全を活かすKYT．KYTシートより引用改変）

**図1　KYT基礎4ラウンド法[2]用紙（KYT記録シート）**

**第1ラウンド**
- 現状把握：どのような危険が潜んでいるか
- メンバー全員で，潜在する危険要因を発見する．
- 引き起こされる現象を想定する．
- 「～なので」「～して」「～になる」と記入する．

**第2ラウンド**
- 本質探究：これが危険のポイントだ
- 第1ラウンドであげられた危険のうち，危険だと思われるものに○をつける．
- 特に危険だと思われるもの1つに◎をつける．
- 危険を導くポイントにはアンダーラインを引く．

**第3ラウンド**
- 対策樹立：あなたならどうする
- 第2ラウンドで特に危険と思われるものに対して，予防・防止策を考える．
- 具体的で実効可能な対策を検討する．
- 具体策をいくつかあげる．

**第4ラウンド**
- 目標設定：私たちはこうする
- 第3ラウンドで検討された具体策から，現実的で実効可能な目標設定・確認をする．
- 実行可能な目標から「行動目標」を決める．
- 「行動目標」を全員で指差呼称する．

図2　KYT基礎4ラウンド法の流れ

## 1 KYTの活用法

### ①卒前教育
・臨床実習前に行い，KYTの方法を習得する．
・臨床実習中にインシデントが起きた際にKYTを行う．
・臨床実習後に実習のインシデントからKYTを行うなどその都度行う．

### ②臨床現場での教育
・ミーティングでKYTの演習を行う．
・日々の就業前や就業後にKYTを行う．
・インシデントが起きた際はそのインシデントに対してKYT実施する．

　以上のように，卒前・卒後教育において「リスク感性」を高めるKYTは，さまざまな場面で活用することができます．

## 2 KYTの活用の必要性

　医療現場にはさまざまなリスクが潜んでいます．特に経験のない，経験が浅いスタッフにとっては日々の業務でインシデント，アクシデントと隣り合わせです．KYTの導入直後は，慣れずに時間がかかってしまいますが，「リスク感性」を高める方法で有効で簡単にできるものです．多くの危険が潜む医療現場で「リスク感性」高めることは，インシデントを減らすことだけではなくアクシデントを防ぐことに繋がります．このように，安全な医療提供を行うためにも「リスク感性」を高めるKYTを利用した教育を行うことが重要です．

## 1）まとめ

① KYTは「リスク感性」を高めるトレーニングである．
② KYT基礎4ラウンド法は，「①現状把握」「②本質探究」「③対策樹立」「④目標設定」で構成されている．
③ 歯科衛生士学生の卒前・卒後教育に導入することでインシデントやアクシデント防止に繋がる．

**参考文献**
1) 眞木吉信，松田裕子：歯科衛生士教育サブテキスト 医療安全HAND BOOK．クインテッセンス出版，東京，33-39，2015．
2) 兵頭好美，細川京子：医療安全を活かすKYT．メヂカルフレンド社，東京，21-35，104-107，2012．
3) 松田裕子：インシデントの事例と対策－歯科衛生士のヒヤリ・ハット－．口腔保健協会，東京，130-131，2015．

# 13 臨床実習における ヒヤリ・ハット予防のための コミュニケーション

## ❶ ヒヤリ・ハット（インシデント），アクシデントとは

　インシデントとは行為に起因する予定した出来事と異なる「何かが起こった」ものすべてをさし，医療の現場では，ヒヤリ・ハットとほぼ同義で用いられることが多いです[1]．

　厚生労働省は『リスクマネージメントマニュアル作成指針』で，ヒヤリ・ハットとは，患者に被害を及ぼすことはなかったが，日常診療の現場で「ヒヤリ」としたり，「ハッ」とした経験を有する事例をさしています[2]．具体的には，ある医療行為が，①患者には実施されなかったが，仮に実施されたとすれば，何らかの被害が予測される場合，②患者には実施されたが，結果的に被害がなく，またその後の観察も不要であった場合，などをさすと定義しています．このようにヒヤリ・ハット事例はインシデントともよばれ，誤った医療行為などが実施される前に発見されたり，実施されたが，結果として患者に影響が認められなかったか，軽微な処置・治療（消毒，湿布，鎮痛剤投与など）を要した事例や患者への影響が不明な事例をいいます[3,4]．本書では，ヒヤリ・ハットはインシデントと同義として用います．

　また，医療安全に関する用語に，アクシデントがあります．アクシデントとは，医療事故に相当する用語として用いられており，医療の全過程において発生した人身事故で，過失の有無に関わらず医療現場で発生したすべての事故をさします[4,5]．一方，医療事故の発生の原因に，医療機関や医療者の過失があるものを医療過誤といいます．

## ❷ ヒヤリ・ハットの現状

　神田拓らは266名の歯科衛生士に対するアンケート調査から，診療中「あぶない」と感じたヒヤリ・ハット事例経験を有する者が87％，「あぶない」と感じた対象が同僚であると感じた者は8％で，合計95％の歯科衛生士がヒヤリ・ハットの経験があったと報告しています[6]．「あぶない」と感じた処置内容は，図1の通りです．

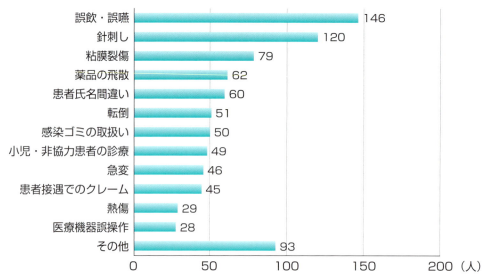

図1　診療中「あぶない」と感じた処置内容（複数回答）[6]

# ❸ ハインリッヒの法則

　アメリカの損害保険会社で技術調査部に所属していたハーバート・ウィリアム・ハインリッヒ（Herbert William Heinrich）が，労働災害5,000件以上を統計学的に調べ，1929年に発表したのがハインリッヒの法則です[7]．これは，1件の重大な事故の裏には29件の軽微な事故と，さらに300件のヒヤリ・ハットが存在するというものです（図2）．

　ヒヤリ・ハットはいつ重大な事故に繋がるかわかりません．重大事故を防止するためには，ヒヤリ・ハットの段階で対処していくことが必要です．つまり，ヒヤリ・ハットを0に近づけることができれば，重大な事故の減少や防止に繋がります．

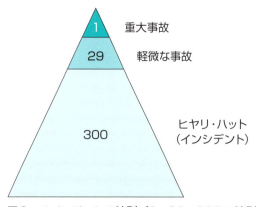

図2　ハインリッヒの法則（1：29：300の法則）

## ④ なぜインシデントが起きるのか

　鋭利で小さな器具を用い，繊細な操作を要求される歯科衛生士の業務には，多くの危険が潜んでいます．神田拓らのアンケート調査[6]では「注意不足」，「慌てていた」，「忙しかった」，「技術不足」などをヒヤリ・ハットの要因としています（図3）．このように，インシデントの要因の多くはヒューマンエラーであることがわかります（表1）[8,9,10]．

　インシデントは複数の要因が重なって発生します（図4，表2）[11]．要因について具体的に知り，なぜインシデントが起きたのかを考え，対策を行うことが重要です．考えられる要因として，①コミュニケーション・情報伝達不足，②心理面，③個人の技能や知識があげられます．これらの要素の質を高め，ヒューマンエラー対策によってインシデントの防止に努めなければなりません．

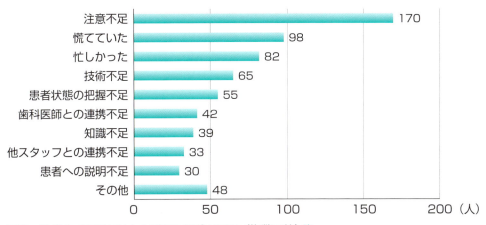

図3　診療中「あぶない」と感じた経験の原因（複数回答）[6]

表1　ヒューマンエラーの3種類
下記のヒューマンエラーが深刻な問題を招き，患者に被害を及ぼす可能性があります

| | Mistake（ミステイク） | Lapse（ラプス） | Slip（スリップ） |
|---|---|---|---|
| 説明 | 知識，経験不足や誤解によって，どのような行動を行うかの計画・判断の間違い | 意図は正しいが，その行為を行うにあたっての記憶の誤りによって生じる誤り | 行為を行うとき不注意により生じる失敗 |
| 例 | 思い違い，誤解，思い込み，判断ミス，知識不足など | やり忘れ，ど忘れ，抜け，記憶の欠如など | 認識不足，見間違える，観察不足，注意不足，うっかり間違い，しそこない |
| | 「Aの次に行う処置はBだと誤解していた」 | 「Cをする予定であったがDだと思い込んでいた」 | 「手が滑った」 |

（Reasonによる分類[8,9,10]より）

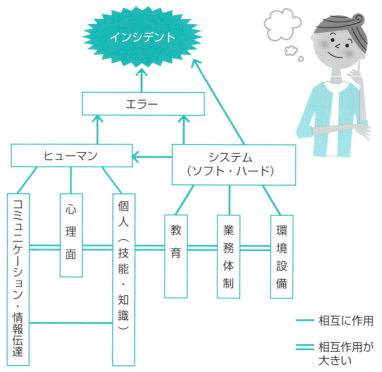

**図4 インシデントの要因**
インシデント発生のエラーは,ヒューマンエラーとシステムエラーとに大きく分類できます.

(松田裕子:インシデントの事例と対策より)

**表2 2つの側面からインシデント要因を考える**

| ヒューマン | コミュニケーション・情報伝達 | 信頼関係<br>情報伝達の不備<br>指示の不明瞭<br>新人へのフォロー不足<br>先輩との連携<br>新人に対する過信(力の把握不足) |
|---|---|---|
| | 心理面 | 冷静さの欠如<br>緊張 |
| | 個人(技能・知識) | 確認不足<br>業務内容の把握不足<br>行動予測の欠如<br>リスク意識<br>自己過信(能力・技術・記憶)<br>自己チェックの不足<br>知識不足(診療内容・機器・薬品) |

| システム | ソフト | 設備(メインテナンス)の不備<br>診療システムの不備<br>マニュアルの不備(クリティカルパス)<br>マニュアル活用の不徹底<br>人員的要素<br>時間的要素<br>準備不足<br>保管方法(カルテ・薬品・レントゲン)<br>在庫管理 |
|---|---|---|
| | ハード | 機器の配置<br>動線<br>表示 |
| | 教育 | 卒後教育の不足<br>新人教育の不足<br>スタッフ教育の不足<br>技術教育の不足<br>感染予防教育<br>確認作業に関する教育の欠如<br>法的責任に関する教育の不足<br>責任意識に関する教育の不足 |

(松田裕子:インシデントの事例と対策より)

## ❺ 事例検討

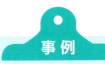

### 診療後一本義歯を返却し忘れそうになった

①歯科衛生士学校の臨床実習生A子とB子は，実習先で指導歯科衛生士からCさんのPMTCを行うよう指示された．A子は術者，B子がアシスタントを行うことになった．
②Cさんは上顎臼歯部に一本義歯が入っており，PMTCを行う前にA子が外してバットに入れておいた．
③A子がPMTCを行っている間にB子は席を外して義歯を洗浄し，黙ってバットの隣にペーパータオルを敷いて，義歯をのせておいた．
④次の患者を待たせており，A子は指導歯科衛生士から終了の指示を受けた．
⑤Cさんが次回の予約を取っている間に，B子がバットを片づけ始めたところ，指導歯科衛生士がバットの陰で見えなかった義歯を返却し忘れたことに気がついた．

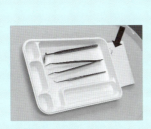
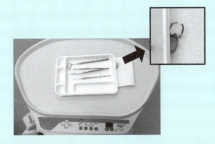

## 1）原因・要因と対策

### ■1 診療システムの不備
- ✕ 外した義歯の置き場所について，院内で決まりがなかった．
- 〇 外した義歯の置き場所を院内で検討し，誰もが返却忘れのないシステムを構築する．

### ■2 コミュニケーション・情報伝達
#### ①情報伝達の不備
- ✕ B子は義歯洗浄後，義歯洗浄終了報告と義歯の置き場所をA子に伝えなかった．

- ○ B子はA子に義歯洗浄終了報告をし，義歯の置き場所をA子に伝える．

②実習生同士の連携不足
- × A子は，B子が義歯を返却してくれたと思い込み，B子に確認をしなかった．
- × B子も義歯の返却忘れに気がついていなかった．
- ○ 独断的な判断をしない．
- ○ 不明確な点は必ず確認する．
- ○ 自分以外のスタッフなどの動きにも注意を払う習慣をつける．

③実習生と指導歯科衛生士との連携不足
- × B子は指導歯科衛生士に義歯の置き場所について確認をしなかった．
- ○ 指導歯科衛生士は確認しやすい雰囲気作りを心がける．
- ○ 実習生と指導歯科衛生士とが二重に確認する．

④実習生に対するフォロー不足
- × 終了時，指導歯科衛生士が義歯の返却を確認しなかった．
- ○ 指導歯科衛生士は指示を明確に行う体制を整える．

③心理面：冷静さの欠如，緊張
- × A子は慌てており，処置を終了することだけに集中したため，義歯の返却を忘れた．
- × 緊張して行った処置が終了し，ホッとして気が緩んでいた．
- ○ 冷静に行動する．
- ○ 慌てず，診療内容や注意事項を把握しておく．

③個人の技能や知識：確認不足，自己チェックの不足
- × A子は義歯返却の確認をしなかった．
- × A子から見て義歯の置き場所はバットの影になり，義歯が視界に入らなかった．
- ○ 準備から片付けまで，処置内容を含めて確認をする．

## 2）まとめ

　インシデントを防ぐためにはヒューマンエラーやシステムの不備が起こらないような対策が必要です．要因は1つでなく，複数が関連しています．ヒューマンエラー対策として，心理面，個人の技能や知識は個々のスキルアップが不可欠ですが，コミュニケーションにおける情報の伝達を的確に行うことは，チームワークが大切な医療現場において特に重要です．しかし，コミュニケーションは，情報の「送り手」と「受け手」の間の双方向のやりとりです[12]．送り手は的確に情報を伝え，受け手がその情報を正確に理解できなければなりませんが，言い間違いや聞き間違い，受け取った情報に対する理解の相違などがあります．そのため，質問や確認作業を行うことは欠かせません．コミュニケーションを行うことで双方の共通理解とすることができます．ヒヤリ・ハット防止のために，職種や上下関係に関わらず，相互に意見を述べ，相談し，協力し合える関係の確立が不可欠です[5]．

**参考文献**

1) 石川雅彦,平田創一郎,中島 丘編著:すぐに使える!歯科診療室での医療安全実践ガイド-起こりやすいエラーの予防と対応策.医歯薬出版,東京,2010.
2) 厚生労働省:リスクマネージメントマニュアル作成指針.
http://www1.mhlw.go.jp/topics/sisin/tp1102-1_12.html
3) 厚生労働省:医療安全推進総合対策~医療事故を未然に防止するために~.
http://www.mhlw.go.jp/topics/2001/0110/tp1030-1y.html
4) 公益財団法人日本医療機能評価機構:医療事故情報収集等事業 事業要綱.(http://www.med-safe.jp)
5) 眞木吉信,松田裕子:歯科衛生士教育サブテキスト 医療安全 HAND BOOK.クインテッセンス出版,東京,2015.
6) 神田 拓,矢野加奈子,杉戸博記ほか:歯科衛生士における医療安全に関するアンケート調査.日本歯科医療管理学会誌,48(3):229-237,2013.
7) H.W. ハインリッヒ/総合安全工学研究所訳:ハインリッヒ産業災害防止論.海文堂出版,東京,1982.
8) James Reason:Human Error. Cambridge University Press, 1990.
9) Reason, J:HUMAN ERROR. Cambridge University Press, 1990.(J・リーソン著,林喜男訳:ヒューマンエラー-認知科学的アプローチ-.海文堂出版,東京,1994.)
10) 松田裕子:インシデントの事例と対策—歯科衛生士のヒヤリ・ハット.口腔保健協会,東京,2015.
11) 米国医療の質委員会 医学研究所:人は誰でも間違える—より安全な医療システムを目指して.日本評論社,東京,2000.
12) 高江洲義矩編:保健医療におけるコミュニケーション・行動科学.医歯薬出版,東京,2002.

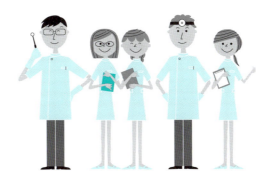

# 14　医療安全に欠かせないスタンダードプリコーション

## ❶ 感染のリンクと予防対策

　感染とは，微生物が宿主の組織内部あるいは粘膜の表面で増殖して生体に何らかの害を与え，それに対して宿主が防御反応（炎症と免疫応答）を起こした状態をいいます[1]．感染が成立する要因は①感染源，②感染経路，③宿主の3つです．これら3つがチェーンのように繋がると感染症が起こるため，感染のリンク（連鎖）といいます[2]．感染予防対策の原則は，感染のリンクを断つことです．診療所や病院で宿主の免疫状態をコントロールすることは困難です．したがって，感染のリンクを断つためには，感染経路を遮断することが基本になります（図1）．

## ❷ 院内感染対策

　院内感染とは，①医療施設において患者が原疾患とは別に新たに罹患した感染症，②医療従事者などが医療施設内において感染した感染症のことをいいます[3]．

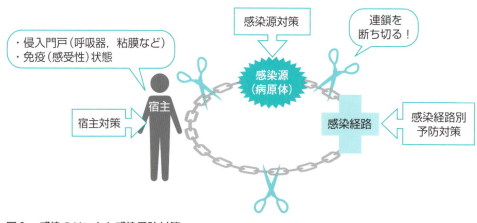

図1　感染のリンクと感染予防対策

米国疾病予防管理センター（CDC：Centers for Disease Control and Prevention）は，感染症防止策中心の疾病管理業務を行っています．CDCで提唱するガイドラインは，非常に多くの文献やデータを元に作成・発表される科学的根拠に基づく医療（EBM：Evidence based medicine）を具現化したもので，世界共通ルールとされています．このCDCが1996年，スタンダードプリコーション（標準予防策）を提唱しました．これは感染症の有無や病態に関わらず，すべての患者に適用される感染対策で，すべての体液（血液，汗を除く分泌物，排泄物），損傷した皮膚，粘膜が対象となります．その内容は，大きく4つに分けられます（表1）[4]．どのような患者に使用されたか（その患者の疾患など）に関係なく，すべての器材の処理においてスタンダードプリコーションに基づく曝露防止対策が必要となります．このスタンダードプリコーションの提唱により，患者と医療スタッフ双方の身の安全を守るという考え方が定着していきました（図2）．

　2003年にCDCから「歯科医療における院内感染対策ガイドライン」が発行され，2007年の医療法改正に伴い，各診療室では「院内感染対策のための指針の策定」や「医療機関内における感染症の発生状況の報告その他院内感染対策の推進を目的とした改善のための方策の実施」が求められました．さらに，2008年には厚生労働省が院内感染対策を行うことを診療報酬として盛り込み告示し，2013年には歯科保健医療情報収集事業において，患者ごとにハンドピースを交換し，オートクレーブ滅菌を行うことを強く勧めました．患者と医療スタッフを守るため，スタンダードプリコーションについて医療スタッフ全員が共通の理解をもつことが必要不可欠となっています．

**表1　スタンダードプリコーションの内容と具体策**

| ①手洗い | ▶グローブを外した後も手洗いする．<br>▶血液・体液に直接触れたらただちに流水と石けんで手洗いし，場合によっては消毒する． |
|---|---|
| ②グローブの着用 | ▶血液・体液に触れるときはグローブを使用する． |
| ③その他の防護具の着用 | ▶血液・体液が飛散する場合には，プラスチックエプロン，マスク，ゴーグルなどで防護する． |
| ④針刺し事故対策 | ▶感染性廃棄物の分別，保管，運搬，処置を適切にする． |

①患者を交差感染から守る
②医療スタッフの職務感染を防ぐ

図2　スタンダードプリコーションの目的

## ❸ 事例検討

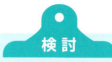

### 感染症患者に使用した器具は，グルタラールに浸漬するだけでよい？

**検討1** 感染対策は科学的根拠に基づいて行われているか？

　洗浄によって器具表面の付着細菌数を平均99％以上減少させることができると報告されています[5]．血液や体液などの有機物は多数の微生物を含んでいます．汚れと共存する微生物（病原菌，ウイルス）は化学的殺菌では死滅しません．汚染した器具を洗浄前に消毒すると，血液やタンパク質を変性させ，汚れを固着させてしまいます．すると，その後洗浄しても汚れは残留するため，その後の消毒・滅菌不良の原因となります．よって，<u>洗浄→消毒→滅菌の順番を守らなければ，最終的に滅菌できたことになりません</u>．

**検討2** 感染症患者か否かをどう確認するか？

　感染症患者は自己申告があった人しかわかりません．患者自身が検査を受けていなければ，どのような感染症にかかっているかどうかの判断はつきません．スタンダードプリコーションは，感染症の有無や病態に関わらず，すべての患者に適応される考え方です．すべての患者を感染症があるとみなして対応することで，医療スタッフのストレスは減り，同じ対応をすることで患者と医療スタッフ，双方の安全が守られることになります．

## 1）正しい知識で感染対策を実施する

　感染症患者に使用した器具は感染性が高く，危険であるという判断によって，他の患者で使用した器具と区別して取り扱うことが歯科の現場では非常に多く見受けられます．しかし，この場合スタンダードプリコーションに基づく防護対策をしていれば何の心配もありません[5]．
　また，臨床現場では感染症患者と聞くだけで，根拠のない恐怖心に襲われて尻込みしている歯科衛生士学生や歯科医師の研修生に出会うこともあります．感染症患者の血液が付着した器材であっても，グローブを着用していれば触れても感染しませんし，スケーリングなどの観血

処置を行う際も，グローブやゴーグル，エプロンを着用して行い，処置後にきちんと手指洗浄を行えば感染することはありません．科学的根拠に基づいた正しい知識を身につけていれば，誤った感染対策や考え方による感染のリスクを最小限にすることができます．

## 2) まとめ

感染対策に対する恐怖心や疑問は精神的苦痛になることがあります．また，知識不足が感染リスクを高め，誤った感染対策を行うことにより，患者と医療スタッフ，双方の安全が脅かされることになりかねません．

適切な感染対策のためには，科学的根拠に基づいた知識と実践が必要です．医療を取り巻く状況は変化しており，「医療の質」と「経営の質」のバランスを保つことが医療機関における課題となっています[5]．院内におけるすべての医療スタッフがスタンダードプリコーションについて理解し，医療の質と予算なども考慮したうえで，可能な対策を話し合うことが必要です．

また，院内感染発生時には，ただちにスタッフ全員で共有します．終息後に感染予防対策に不備がなかったかを話し合い，改善策を講じます．常に感染予防を意識することはもちろん重要ですが，院内感染発症時に，改めて全スタッフでスタンダードプリコーションを再認識することにより，感染に対する意識を高めることができます．

### 参考文献
1) 南嶋洋一，水口康雄，中山宏明：現代微生物学入門．南江堂，東京，2007．
2) ICHG研究会ほか編：歯科医療における院内感染予防対策マニュアル＆研修テキスト．医歯薬出版，東京，2007．
3) 厚生労働省：医療施設における院内感染の防止について．
   http://www.mhlw.go.jp/topics/2005/02/tp0202-1.html
4) 日本歯科医学会 監：エビデンスに基づく一般歯科診療における院内感染対策．永末書店，京都，2007．
5) 伏見 了，島崎 豊，吉田葉子：これで解決！洗浄・消毒・滅菌の基本と具体策．ヴァンメディカル，東京，2008．

# 15 患者取り違えを防ぐ確認会話

## ❶ 思い込みが患者取り違え事件に発展する

　多くの医療事故が報道されるなかで，過去に医療スタッフだけでなく，国民にも衝撃を与え，世界的に有名になった事件があります[1]．

　1999年，横浜市立大学医学部附属病院で患者取り違え事件が起こりました[2]．患者Aさんの肺手術と患者Bさんの心臓手術が予定されていましたが，看護師が患者Aさんと患者Bさんをそれぞれ診察室に入れ間違え，名前の確認をしましたが，本人たちは違う名前を呼ばれても頷いたため，患者の取り違えに気づかれませんでした．さらに，手術の際も間違った名前で呼ばれても患者たちは頷きました．そこで，医師は所見が一致しなかったものの，肺手術と心臓手術を別人に行ってしまい，業務上過失傷害で起訴されました．

　このように，医療スタッフ側にも患者側にも思い込みがあることも忘れてはなりません．多くの患者を相手にするうえで，患者の情報や本人確認を十分にする必要があります．不安を抱えた患者は，自分のことでなくても自分の前で何か言われたら，よく聞こえなくても自分のことに違いないと思い込み，頷くかもしれません．確認は1度でよいとは限りません．何度確認をしても，複数の人で確認を行っても，しすぎることはないのです．

## ❷ 患者取り違えが起こる場面

　病院には多くの患者が来院します．私たち医療スタッフは，受付や診療室へ患者をよんだり，予約を取ったり，カルテや業務記録の記載をしなければなりません．歯科医院における患者取り違えが起こる場面として図1などが考えられます．

> ▶窓口業務：電話予約受け取り時，診療室への誘導や会計時
> ▶記録時：コンピュータ入力や業務記録への別患者情報の記録
> ▶処置や投薬時
> ▶技工物装着時

図1　歯科医院における患者取り違えが起こる場面例

## ❸ 同姓同名患者の存在を忘れずに！

　患者取り違えを考えるうえで，同姓同名患者の存在も忘れてはなりません．患者数が多いほど，同姓同名患者が複数存在することがあります．名前だけの判断で患者取り違えを防ぐことには限界があります．

## ❹ 事例検討

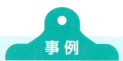

### 同姓の患者を取り違え，診療を進めそうになった

①歯科衛生士のＡ子は，次の予約患者を診療室に呼び入れました．「山田さん，２番チェアにお入りください」

②70歳くらいの女性が２番チェアに入ってきました．

③Ａ子：「山田さんですね？」
　女性：「はい」
　Ａ子：「お待たせしました．こちらにお掛けください．どこか気になることはありませんか？」
　女性：「何もないです」
　Ａ子：「わかりました．では，予定通りクリーニングを始めます」
　女性：「お願いします」

⑤Ａ子が口腔内観察をしてスケーリングを始めようとした時，隣の３番チェアに70歳くらいの女性が入ってきました．

⑥隣の担当歯科衛生士Ｂ子は女性が別人であることに気づき，Ａ子の所に駆け寄り，処置前にカルテを確認した．患者は２人とも山田さんで，Ａ子がスケーリングしようとしていた２番チェアに入った山田さんは抜歯予定，３番チェアに入ってきた山田さんはクリーニングの予定でした．

## 1）患者取り違えを防ぐには

### ①思い込みを捨てる

　自分の思い込みが間違った情報かもしれません．正しい情報かどうかを常に確認しましょう．そのためには，カルテや業務記録などのデータ確認や本人に直接問診することも必要になることがあります．医療スタッフ間の情報の共有も不可欠です．

### ②話し方

　話すスピードが早すぎると，聞き逃したり，聞き取れない場合があります．ゆっくり，大きな声で明確に話すことを心掛けます．特にマスクをしていると聞き取りにくく，耳の遠い人は口元を見て，話す内容を理解される場合もあるため，マスクを外して話すとよいでしょう．

### ③名前の呼び方

　上記の事例ではフルネームで患者確認が行われなかったために同姓の患者を誤って誘導してしまい，ヒヤリ・ハットを起こしています．

　患者を呼び入れる際には，フルネームで呼びましょう．同姓の患者も多いため，名字だけでは不十分です．また，確認会話（column 11：P. 121参照）の手法にのっとり，患者呼び出し後，フルネームで本人確認を行い，さらに患者本人に姓名と生年月日を言ってもらうなど，複数回の確認を行うことが望まれます．

### ④復唱

　確認事項は医療スタッフが復唱したり，患者本人に復唱してもらいます．聞き間違いや思い込み防止のため，確認は1度だけでよいとは限りません．電話対応ではメモを取りましょう．

### ⑤フェイス・トゥ・フェイス

　患者取り違え防止のため，患者と対面して性別，年齢，風貌や表情など，特徴をよく観察します．

### ⑥システム

　受付で番号札を配布し，番号と名前の両方を電光掲示板とアナウンスによる呼び出しを行っている所もあります．人は，情報を取り込むために視覚と聴覚を使っています．しかし，どちらか，もしくは両方とも不得意な人もいます．すべての人が確実に確認できるシステムの構築も重要です．また，カルテや業務記録は患者名，カルテ番号，生年月日などの複数の情報を誰もがすぐ確認できるシステムが必要です．

## 2）まとめ

　患者取り違えを防ぐためには，自分の行動の一つひとつに間違いがないか，確認する習慣を身につける必要があります[3]．習慣化された業務に関しては，思い込みなどによって事故を起こしてしまうことも考えられます．実習生や新人歯科衛生士はもとより，経験者ほど思い込みによるミスを起こさないために行動を振り返り，確認する習慣をつけましょう．フルネームで患者を呼び，患者自身に名前と生年月日やカルテ番号まで言ってもらい，復唱してダブルチェックを行うことがヒヤリ・ハット防止に繋がります．確認は何度行っても行いすぎることはないのです．

---

### Column 11

#### 確認会話

　確認会話とは，伝えたい内容や伝わった内容に「聞き間違い」「思い込み」「誤解」がないか確認する会話のことです．
　「相手に伝達事項を復唱してもらう」「伝えた相手の疑問確認」「ひとこと念押し」などによって，ヒューマンエラーを避ける手法です．航空，鉄道をはじめとした産業界でも安全確認のツールとして用いられています．

＜確認会話の例①＞
　スタッフ：鈴木さん，こんにちは．
　　　　　　フルネームと生年月日を言っていただけますか？
　患　者：鈴木●夫です．昭和●年●月●日です．
　スタッフ：ありがとうございます．
　　　　　　鈴木●夫さんですね．よろしくお願いします．

＜確認会話の例②＞
　スタッフ：山田さん，こんにちは．
　　　　　　今日の予定は，クリーニングですね．
　患　者：…え？　あ，はい．
　スタッフ：クリーニングの予定ではなかったでしょうか？
　患　者：歯を抜くと聞いていたのですが．
　スタッフ：疑問を伝えていただきありがとうございます．
　　　　　　至急確認してきます．

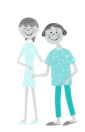

---

**参考文献**
1）平成16年版厚生労働白書．
　（http://www.mhlw.go.jp/wp/hakusyo/kousei/04/）
2）横浜市立大学医学部附属病院の医療事故に関する事故対策委員会：横浜市立大学医学部附属病院の医療事故に関する中間とりまとめ．
　（http://www.yokohama-cu.ac.jp/kaikaku/BK3/bk3.html）
3）松田裕子：インシデントの事例と対策－歯科衛生士のヒヤリ・ハット－．口腔保健協会，東京，2015．

# 16 患者急変時に求められるコミュニケーション・スキル

## ❶ 偶発症発生時には「チーム」としての行動が重要

　超高齢社会が進展するなかで，内科的疾患を合併した有病高齢者の増加，歯科治療内容の高度化もあり，歯科治療時に起こる偶発症も多様化する傾向にあります[1)~3)]．これら偶発症発生時には，歯科医師自らが院内スタッフとともに何らかの処置をした後，救急車を要請，病院などの施設に搬送，医科主治医に応援要請を依頼した症例などが散見されます[1)~3)]．

　処置を施す際には，早急にバイタルサインのチェックや臨床徴候を観察し，適切な病態評価を行い初期治療にあたることが重要です[1)]．とりわけ，歯科治療中の全身状態の変化に対しては，意識レベルの確認，血圧，脈拍，呼吸数などのバイタルサインの確認が確実にできるように，救急蘇生講習会などを通じて知識と技能を向上させることが重要です[1)~4)]．さらに，急変時には歯科医院のスタッフ全員が「患者急変」に迅速に対応（**迅速評価**：重症度・緊急度を視覚・聴覚・触覚の感覚で評価すること）できる専門的な知識と技能の習得が不可欠です[1,4)]．そのためには，歯科医療現場で起こりうる緊急事態を想定し，日頃からのシミュレーショントレーニングが欠かせません[2)]．特に蘇生のためのチームとしての行動を基本から習得する必要があります[1,4)]．

## ❷ 急変時の迅速な対応にはチームのコミュニケーションが必要

　患者の容態が急変した際には一刻一秒を争います．情報が正しく伝達されないと，急変対応の遅れを招き，取り返しのつかない事態を引き起こしてしまいます．急変時は気が動転してしまうため，その場にいる人が急変の状況を他者（119番通報や救急病院への連絡など）に的確に伝えることは容易ではありません[1)]．

　良好なチームワークを確立し，医療のパフォーマンスと安全性を高めるためのツールと戦略に「**Team STEPPS**」（P. 25参照）があります．そのツールのなかで，緊急の情報を伝達する際に，注意を促し重要な情報を効果的に伝達する方法として**SBAR**（**エスバー**）が有用

です[1,4].

## ❸ SBAR（エスバー）を使ってみよう

　SBARの構成は，「S（状況）：situation」，「B（背景）：background」，「A（評価）：assessment」，「R（提案）：recommendations」の4つで，この順に沿って項目を報告すれば，的確に短時間で情報を伝達し，意思を伝えることができます[1,4]．症例をもとに，SBAR（エスバー）の活用方法を学びましょう．

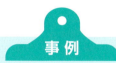

**事例**

### 歯科診療中に意識を消失しAEDを装着した高齢者[4]

- **患　者**　73歳，女性
- **主　訴**　左下奥歯が腫れた
- **既往歴**　左腎摘出（機能不全），両側下肢静脈瘤，高血圧，脂質代謝異常症
- **服用薬**　リシノプリル（降圧剤／ACE阻害薬／ロンゲス錠5 mg）
　　　　　　デキストラン硫酸ナトリウム（脂質代謝改善薬／MDSコーワ錠150）

**診療経過と処置**　（図1）[4]

①局所麻酔下に腫脹部の穿刺，排膿処置を行った．

②その後，疼痛緩和目的に麻酔薬を追加注入したところ，突然の徐脈（38回／分）をきたし，顔面は蒼白となり，眼球は上転し，意識を消失した．

　呼名反応，呼吸・脈拍はなく，ただちに119番通報し，同時に歯科用ユニットを水平位とし胸骨圧迫を1回行ったところ開眼した．

③しかし，意識レベルはJCS200（表1）であったので，AEDを装着し（除細動の適応はなし），酸素を吸入させ（8L／分），輸液・救急薬品を準備．その間，少量の嘔吐が3回あったが，約2分後には意識は清明となり，呼吸状態も回復した．

④通報から7分後に救急隊が到着．SBARを用いた状況報告を行う．

⑤精査目的に救急病院に搬送．頭部CT検査，心臓超音波検査（心エコー）・心電図検査に異常はなかった．

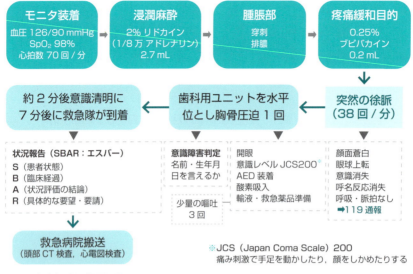

図1　診療経過と処置[4]

表1　ジャパン・コーマ・スケール　Japan Coma Scale（JCS）
痛み刺激や呼びかけに対する反応の有無で3段階に分類し，さらに3段階に細分化し，全部で9段階とする意識障害の評価法．3-3-9度方式ともよばれ，点数が大きいほど重症．

| | |
|---|---|
| JCS300 | 痛み刺激に全く反応しない最も重篤な状態 |
| JCS200 | 痛み刺激で少し手足を動かしたり，顔をしかめたりする状態 |
| JCS100 | 痛みに対して払いのけるなどの動作をする状態 |

## 1）症例をもとにSBAR（エスバー）について詳しく説明

　歯科診療中の患者急変時には，**チームダイナミクス**（P. 21参照）により救命の連鎖が途切れることなく，短時間で患者を救急隊に引き継ぐことが重要です[1,2,4]．その際に，SBAR（エスバー）を用いると，状況を正確に伝えることができ，救急病院への搬送を円滑に行うことができます（表2）[1,2,4]．

### ■ Situation（状況：今何が起こっているか）

　救急隊に患者の状態を正確に伝えます．

#### ①報告者の所属と氏名

　　例　私は○○歯科医院，歯科衛生士の○○です．

#### ②患者の同定

　　例　歯科診療中の73歳の女性患者さんです．

#### ③患者の状態

　　例　切開し麻酔薬を追加したら，徐脈になり，意識がなくなりました．

表2 ジャパンSBAR（エスバー）による状況報告

| SBAR（エスバー） | 例 |
|---|---|
| Situation（患者状態） | 切開し麻酔薬を追加したら，徐脈になり，意識がなくなりました． |
| Background（臨床経過） | 呼吸と脈がなく胸骨圧迫1回で開眼し，AEDを装着しました． |
| Assessment（状況評価の結論） | 疼痛性ショックだと思います． |
| Recommendation（具体的な要望・要請） | 救急病院へ搬送してください． |

### 2 Background（背景：どのような事情がこの状況をもたらしたのか）

救急隊に臨床の経過を正確に伝えます．

#### ①経過を端的に報告

例　呼吸と脈がなく胸骨圧迫1回で開眼しAEDを装着しました．

#### ②バイタルサイン，SpO$_2$（経皮的動脈血酸素飽和度）の値，現在投与している酸素の流量を報告

例　脈拍数は50回/分の整脈です．SpO$_2$は98％で，酸素投与量は8L/分です．

#### ③意識状態，皮膚の所見などを迅速評価により報告

ⓐ　呼吸状態（呼吸運動，呼吸回数など）
ⓑ　末梢循環（皮膚の蒼白，チアノーゼ，冷感，冷汗など），
ⓒ　外見・意識状態（呼びかけに反応がないなど）を視覚（目で見て），聴覚（耳で聴いて），触覚（手で触って）より報告．

これら3つの異常は，生命の危険に繋がる兆候（キラーシンプトム）です．

例　顔面は蒼白となり，眼球は上転し，意識を消失し，意識レベルはJCS200でした．

#### ④患者の問題を報告

例1　機能不全による左腎摘出，両側下肢静脈瘤の既往があります．
例2　高血圧，脂質代謝異常でACE阻害薬と脂質代謝改善薬を服薬しています．

### 3 Assessment（評価：問題は何であるか）

状況評価の結論は，診断名ではなく観察項目から得られるもので「正解」はありません．「自分の評価」に自信をもち結論を述べることが重要です[1]．

例　疼痛性ショックだと思います．

### 4 Recommendation（提案：問題修正：どうしたらよいと思うか）

具体的な要望を救急隊へ伝えます．

例　救急病院への搬送をお願いします．

## 2）SBAR（エスバー）はチームとしての行動を高める

患者急変時の対応は，一人では行うことは困難です．歯科診療スタッフのチーム全員で役割

分担を行い，円滑な対応が行われなければなりません．そのための，コミュニケーション・スキル向上が重要です．

わが国では，報告の一定の形式として，いつ（when），どこで（where），だれが（who），何を（what），なぜ（why），どのように（how）という5W1Hが普及しています．一方で，SBARはコミュニケーションを向上させる基礎技術として，伝達事項を均一化させるという工夫がなされています．その特徴として，①伝える側は，必要な情報を漏れなく伝えることができます．②受け手は，次にどのような情報が伝えられるかを予測して聞くことができるので，情報を理解しやすくなります．このことがチームとしての行動を高め，患者の安全を守ることに繋がっています．

歯科臨床の安全・安心を担保する方策の1つとして，ぜひともSBAR（エスバー）を活用してみてください．

**参考文献**

1) 池上敬一，長坂 浩，高橋誠治，中島 丘：これで安心！歯科診療室での患者急変対応ガイド．医歯薬出版，東京，2010．
2) 石川雅彦，平田創一郎，中島 丘：すぐに使える！歯科診療室での医療安全実践ガイド　起こりやすいエラーの予防と対応策．医歯薬出版，東京，2010．
3) 中島 丘，金子 譲，長坂 浩ほか：歯科訪問診療での安全性確保のためのガイドライン作成．日本歯科医学会誌，24：61～70，2005．
4) 中島 丘，岩﨑妙子，長坂 浩：歯科診療中に意識を消失しAEDを装着したが除細動不要と解析された高齢者の1例．老年歯学，30（2）：91～96，2015．

# 索引

## あ

| | |
|---|---|
| アイコンタクト | 90 |
| アウトカム | 25 |
| アクシデント | 70, 102, 107 |
| アセスメント能力 | 14 |
| アドボケーター（支援者） | 4, 7 |
| 安全な手術のためのガイドライン | 61 |
| 安全の確保 | 12 |
| イラストシート | 41 |
| インシデント | 70, 102, 107 |
| インフォームド・アセント | 54, 55, 65 |
| インフォームド・コンセント | 4, 54, 65 |
| 医療の安全の確保 | 52 |
| 医療の質 | 2 |
| 医療過誤 | 52, 89, 107 |
| 医療事故 | 52, 89, 107 |
| ───の要因 | 14 |
| 医療事故情報報告書 | 62 |
| 医療者の義務 | 83 |
| 医療訴訟 | 89 |
| 医療対話 | 52 |
| 医療紛争 | 89 |
| 医療法 | 52 |
| 胃瘻 | 80 |
| 意思の決定 | 15, 18 |
| 意識レベル | 123 |
| ───の確認 | 122 |
| 違反 | 24 |
| 一次救命処置 | 21, 22 |
| 院内感染 | 5, 114 |
| う蝕予防処置 | 86 |
| 動かすチカラ | 15 |
| エスバー | 27, 122 |
| 笑顔 | 20 |
| 嚥下スクリーニングテスト | 82 |
| 嚥下造影検査 | 80 |
| 嚥下内視鏡検査 | 80 |
| オープン型質問 | 78 |
| オプション | 18 |

## か

| | |
|---|---|
| カス | 28 |
| カルテ | 120 |
| カンファレンス | 70 |
| 確実なコミュニケーション | 19 |
| 確実なコミュニケーションの5C | 19 |
| 確認会話 | 19, 120, 121 |
| 確認不足 | 24 |
| 患者の同意 | 16 |
| 患者急変 | 122 |
| 患者状態 | 125 |
| 患者取り違え | 118 |
| 患者間違い | 61 |
| 感染 | 114 |
| 感染予防対策 | 114 |
| 環境 | 15, 16 |
| 考えるチカラ | 15 |
| キャリア教育 | 98 |
| キラーシンプトム | 125 |
| 気配り | 20 |
| 危険因子 | 47 |
| 危険予知トレーニング | 33 |
| 決めるチカラ | 15 |
| 聞く力 | 15, 19 |
| 救急隊 | 125 |
| 救命の連鎖 | 22, 124 |
| 共感 | 79 |
| 共通言語 | 81 |
| 共通認識の確立 | 19 |
| 胸骨圧迫 | 21, 123 |
| 菌血症 | 44 |
| クリティカルシンキング | 71 |
| クレーム | 17 |
| クローズ型質問 | 78 |
| クロスモニタリング | 27 |
| くも膜下出血 | 82 |
| 具体的な要望・要請 | 125 |
| 偶発症 | 122 |
| 経管栄養 | 80 |

経皮的動脈血酸素飽和度 125
傾聴 78
血圧 122
血糖値 44
言語的コミュニケーション 89
コールアウト 27
コミュニケーション 3, 25, 59
コミュニケーションエラー 9, 24, 56
コミュニケーション・センス 4
コミュニケーション・スキル 4, 84, 126
コミュニケーション能力 100
コミュニケーション不足 14
コンピテンシー 25
呼吸数 122
個人の限界 15
誤嚥 43, 80
誤嚥性肺炎 80
誤解を生じる言葉 66
口腔のケア 43
口腔衛生管理 80
交差感染 115
交流分析 99
行動とスキル 25
行動形成要因 24
抗血栓薬 44
国際医療機能評価機関 25
心配り 20
細かい声かけ 20
根本原因 25

## さ

錯誤 24
酸素飽和度 82
シミュレーショントレーニング 122
ジャパン・コーマ・スケール 124
指差喚呼 39
指差呼称 39
視覚素材 69
歯科医療面接 76, 90
歯科衛生過程 75
歯科保健指導 94
自己判断 17
自己分析 99, 100

自閉スペクトラム症 69
失念 24
質の高い医療 12
社会人基礎力 12
社会復帰 22
手指洗浄 117
受容 79
集中力欠如 17
重大なミス 17
重大な事故 17
術式 16
小児歯科での三角形 65
状況モニター 26, 58
状況の確認 15
状況認識 14
状況評価の結論 125
情報の共有不足 24
情報の交換 19
情報収集 16
心停止の予防 22
心肺蘇生法 21
人工呼吸 21
迅速評価 122
スタンダードプリコーション 114, 115
生活の質 3, 6
責任分担 22
摂食嚥下リハビリテーション 80
摂食嚥下障害 80
説明と同意 83
早期認識と通報 22
相互支援 26, 59, 60

## た

タイムアウト 61
タッチ・アンド・コール 36
他者分析 100
多職種間連携教育 98
多職種連携 98
体験型学習 97
代替策 18
チアノーゼ 125
チームアプローチ 81, 83
チーム医療 2, 5, 6, 8

| | |
|---|---|
| チームエラー | 9 |
| チームダイナミクス | 21, 22, 124 |
| チームの鎖 | 26 |
| チームメンバーとの連携 | 19 |
| チーム力 | 47 |
| チームワーク | 2, 8, 9, 10, 15, 16, 47, 60 |
| チェックバック | 27 |
| 知識不足 | 24 |
| 父親主義 | 20 |
| ツールボックスミーティング | 35 |
| ツールと戦略 | 25 |
| 伝える力 | 15, 19 |
| テクニカルスキル | 12 |
| デスク | 28 |
| 低血糖 | 44 |
| 低酸素状態 | 43 |
| 適切な治療 | 83 |
| 疼痛性ショック | 125 |
| 糖尿病 | 44 |
| 同意書 | 55 |
| 同姓同名 | 119 |
| 動脈血酸素飽和度 | 43 |
| 取り違え | 62 |

## な

| | |
|---|---|
| 二次救命処置と心拍再開後の集中治療 | 22 |
| 日本医療機能評価機構 | 62 |
| ノンテクニカルコミュニケーション | 77 |
| ノンテクニカルスキル | 12 |
| 能力不足 | 24 |
| 脳血管疾患 | 80 |
| 脳梗塞 | 43 |

## は

| | |
|---|---|
| ハインリッヒの法則 | 53, 108 |
| ハンドオフ | 27 |
| バイタルサイン | 46, 122, 125 |
| パーキンソン病 | 80 |
| パターナリズム | 20 |
| パルスオキシメータ | 43 |
| 歯磨き指導 | 86 |
| 抜歯部位の取り違え | 24 |
| 針刺し事故対策 | 115 |
| ヒヤリ・ハット | 41, 107 |
| ヒューマンエラー | 3, 23, 52, 112 |
| ――の原因 | 24 |
| ――の要因 | 23 |
| ビジョン | 15 |
| 非医療技術 | 13 |
| 非言語的コミュニケーション | 85, 90 |
| 人は誰でも間違える | 25 |
| 標準予防策 | 115 |
| 病診連携 | 83 |
| ファシリテーション | 15 |
| フィードバック | 87 |
| フォロワーシップ | 14, 21, 22, 23 |
| ブリーフィング(ミーティング) | 23 |
| プレゼンテーション | 15 |
| プロフェッショナリズム | 21 |
| 部位間違い | 61 |
| ヘルシンキ宣言 | 55 |
| 米国疾病予防管理センター | 115 |
| ほうれんそう | 2, 10, 11, 19 |
| 報告・連絡・相談 | 19 |
| 報連相 | 2, 10, 11 |
| 本人の自己決定権を尊重する | 83 |

## ま

| | |
|---|---|
| ミステイク | 24 |
| ミッション | 15 |
| 脈拍 | 122 |
| 無理難題 | 24 |
| メラビアンの法則 | 89 |
| 目配り | 20 |

## や

| | |
|---|---|
| 役割分担 | 22 |
| 指差し | 24 |
| 読み上げ | 24 |

## ら

| | |
|---|---|
| ラポール | 91 |
| ラポール形成 | 66 |

リーダーシップ ............ 15, 16, 23, 24, 58
リスク感性 ................................ 102
リスボン宣言 ............................... 57
臨床経過 ................................. 125
ロール・プレイング ..................... 84, 86

### わ

わかりやすい言葉 ......................... 66

### 数字

2 Challenge Rule ......................... 28
2回チャレンジルール ..................... 28
3-3-9度方式 ............................ 124
4つのコンピテンシー ..................... 25
4つの輪 ................................... 22
119番通報 ............................... 123

### 欧文

AED ................................. 22, 123
Assessment ........................ 27, 125
Background ....................... 27, 125
Basic Life Support ....................... 21
BLS ...................................... 21
Call out .................................. 27
CardioPulmonary Resuscitation ......... 21
CDC ..................................... 115
chain of survival ......................... 22
Check Back .............................. 27
Clear（明確）............................. 19
Complete（完全）........................ 19
Concise（簡潔）.......................... 19
Confirm（確認）.......................... 19
Consequence ............................ 28
Correct（正確）........................... 19
CPR ...................................... 21
Cross Monitoring ........................ 27
CUS ...................................... 28

DESC ..................................... 28
DESC（デスク）スクリプト ............... 28
Describe ................................. 28
Describe-Express-Suggest-
　Consequence .......................... 28
EBM .................................... 115
Express .................................. 28
Hand Off ................................. 27
HbA1c ................................... 44
I am SAFE チェックリスト ................ 29
I PASS the BATON ....................... 28
Institute of Medicine .................... 25
IOM ..................................... 25
Japan Coma Scale ..................... 124
JCS ............................... 123, 124
Joint Commission ....................... 25
KYT ............................... 34, 102
KYT 記録シート ......................... 104
KYT 基礎4ラウンド法 ............. 38, 102
Lapse（ラプス）......................... 109
Mistake（ミステイク）.................. 109
PDCA サイクル ...................... 71, 73
Performance Shaping Factors ......... 24
PSF ...................................... 24
PTC（Professional Tooth Cleaning）... 91
QOL ................................... 3, 6
Recommendation ...................... 125
Recommendation and Request ........ 27
SBAR .............................. 27, 122
SDM（Shared decision making）...... 20
Situation .......................... 29, 125
Slip（スリップ）........................ 109
$SpO_2$ ........................... 43, 125
Suggest ................................. 28
Team STEPPS ..................... 60, 122
To Err is Human ......................... 25
VE ....................................... 80
VF ....................................... 80
WHO .................................... 61

## 執筆者略歴 (五十音順)

**飯田 良平**（いいだ りょうへい）
- 1997年　鶴見大学歯学部歯学科卒業
- 1997年　鶴見大学歯学部附属病院臨床研修歯科医（高齢者歯科学講座）
- 1998年　鶴見大学歯学部附属病院診療科助手
- 2001年　鶴見大学歯学部助手（高齢者歯科学講座）
- 〜現在　鶴見大学歯学部高齢者歯科学講座助教博士（歯学）

**石黒 梓**（いしぐろ あずさ）
- 2009年　鶴見大学短期大学部歯科衛生科卒業
- 2012年　日本歯科大学東京短期大学専攻科歯科衛生学専攻修了
- 2012年　日本歯科大学東京短期大学非常勤講師
- 2014年　鶴見大学短期大学部歯科衛生科助教
- 2016年　神奈川歯科大学大学院歯学研究科修了（歯学博士）
- 2016年　鶴見大学短期大学部歯科衛生科講師

**岩﨑 妙子**（いわさき たえこ）
- 1983年　日本女子衛生短期大学卒業
- 2006年　横浜市緑区福祉保健センター（非常勤）
- 2006〜2017年　みほ歯科医院勤務

**片岡あい子**（かたおか あいこ）
- 1996年　湘南短期大学（現神奈川歯科大学短期大学部）歯科衛生学科卒業
- 1996年　神奈川歯科大学附属病院勤務
- 2010年　湘南短期大学（現神奈川歯科大学短期大学部）歯科衛生学科助教
- 2011年　放送大学大学院文化科学研究科卒業
- 2014年　神奈川歯科大学短期大学部歯科衛生学科講師

**関根 透**（せきね とおる）
- 1969年　広島大学大学院（倫理学専攻）修了
- 1970年　鶴見女子大学歯学部専任講師
- 1976年　鶴見大学歯学部助教授
- 1984年　鶴見大学歯学部教授
- 2009年　鶴見大学特任教授・名誉教授

**田村 清美**（たむら きよみ）
- 1978年　名古屋デンタル学院（現専門学校名古屋デンタル衛生士学院）卒業
- 1991年〜　名古屋歯科衛生士専門学校（現名古屋市歯科医師会附属歯科衛生士専門学校）教務主任
- 2001年　佛教大学社会学部社会福祉学科卒業
- 2015年　愛知学院大学歯学研究科修了（歯学博士）
- 2017年　名古屋市歯科医師会附属歯科衛生士専門学校副校長

**長坂 浩**（ながさか ひろし）
- 1980年　埼玉医科大学医学部卒業
- 1984年　埼玉医科大学医学研究科麻酔科学修了
- 1984年　埼玉医科大学病院麻酔科助手
- 1988年　カリフォルニア大学サンデイエゴ校麻酔科留学
- 1989年　埼玉医科大学病院麻酔科助手
- 1999年　埼玉医科大学麻酔学教室助教授
- 2000年　明海大学歯学部総合臨床医学講座麻酔学教授
- 2013年　埼玉医科大学医学部臨床医学部門麻酔科教授
- 2013年　日本歯科麻酔学会会長

**中島 丘**（なかじま たかし）
- 1985年　鶴見大学歯学部卒業
- 1989年　鶴見大学大学院歯学研究科（歯科麻酔学講座）修了（歯学博士）同講座助手
- 1990年　みほ歯科医院開設
- 1999年　鶴見大学歯学部歯科麻酔学講座非常勤講師
- 2001年　明海大学歯学部総合臨床医学講座麻酔学分野非常勤講師
- 2014年　埼玉医科大学医学部臨床医学部門麻酔科客員教授
- 2017年　逝去

**古川絵理華**（ふるかわ えりか）
- 2002年　愛知学院大学歯科衛生専門学校卒業
- 2002年　豊橋歯科衛生士専門学校専任教員
- 2006年　愛知学院大学短期大学部助手（非常勤）
- 2012年　愛知学院大学短期大学部助手
- 2015年　愛知学院大学短期大学部講師
- 2015年　愛知学院大学大学院心身科学研究科研究員

**升井 一朗**（ますい いちろう）
- 1979年　福岡歯科大学卒業
- 1979年　福岡歯科大学口腔外科学第2講座入局助手
- 1986年　九州歯科大学（歯学博士）
- 1986年　福岡歯科大学講師
- 1990年　日本口腔外科学会専門医
- 1992年　日本口腔外科学会指導医
- 1997年　福岡医療短期大学歯科衛生学科教授
- 2000年　福岡医療短期大学歯科衛生学科学科長

**松田 裕子**（まつだ ひろこ）
- 1970年　鶴見女子短期大学（現鶴見大学短期大学部）卒業
- 1984年　鶴見大学女子短期大学部（現鶴見大学短期大学部）助教授
- 2000年　日本女子大学家政学部卒業
- 2004年　鶴見大学短期大学部歯科衛生科教授
- 2017年　鶴見大学短期大学部歯科衛生科名誉教授

**守安 克也**（もりやす かつや）
- 1985年　鶴見大学歯学部卒業
- 1985年　鶴見大学歯学部小児歯科学講座入局診療科助手
- 1987年　鶴見大学歯学部小児歯科学講座助手
- 2010年　鶴見大学歯学部小児歯科学講座学内講師

日本小児歯科学会専門医・指導医
日本障害者歯科学会認定医

【編者略歴】

中島　丘（なかじま たかし）
　1985年　鶴見大学歯学部卒業
　1989年　鶴見大学大学院歯学研究科（歯科麻酔学講座）修了（歯学博士）同講座助手
　1990年　みほ歯科医院開設
　1999年　鶴見大学歯学部歯科麻酔学講座非常勤講師
　2001年　明海大学歯学部総合臨床医学講座 麻酔学分野非常勤講師
　2014年　埼玉医科大学医学部臨床医学部門麻酔科客員教授
　2017年　逝去

長坂　浩（ながさか ひろし）
　1980年　埼玉医科大学医学部卒業
　1984年　埼玉医科大学医学研究科麻酔科学修了
　1984年　埼玉医科大学病院麻酔科助手
　1988年　カリフォルニア大学サンディエゴ校麻酔科留学
　1989年　埼玉医科大学病院麻酔科助手
　1999年　埼玉医科大学麻酔学教室助教授
　2000年　明海大学歯学部総合臨床医学講座麻酔学教授
　2013年　埼玉医科大学医学部臨床医学部門麻酔科教授
　2013年　日本歯科麻酔学会会長

松田　裕子（まつだ ひろこ）
　1970年　鶴見女子短期大学（現鶴見大学短期大学部）卒業
　1984年　鶴見大学女子短期大学部（現鶴見大学短期大学部）助教授
　2000年　日本女子大学家政学部卒業
　2004年　鶴見大学短期大学部歯科衛生科教授
　2017年　鶴見大学短期大学部歯科衛生科名誉教授

---

みがこう！コミュニケーション・センス
歯科医院での医療安全のために　　ISBN978-4-263-42231-1

2017年 8月10日　第1版第1刷発行
2025年 1月20日　第1版第2刷発行

編　著　中　島　　　丘
　　　　長　坂　　　浩
　　　　松　田　裕　子
発行者　白　石　泰　夫
発行所　医歯薬出版株式会社
　　　　〒113-8612　東京都文京区本駒込1-7-10
　　　　TEL.（03）5395—7638（編集）・7630（販売）
　　　　FAX.（03）5395—7639（編集）・7633（販売）
　　　　http://www.ishiyaku.co.jp/
　　　　郵便振替番号 00190-5-13816

乱丁，落丁の際はお取り替えいたします　　印刷・あづま堂印刷／製本・皆川製本所
© Ishiyaku Publishers, Inc., 2017. Printed in Japan

本書の複製権・翻訳権・翻案権・上映権・譲渡権・貸与権・公衆送信権（送信可能化権を含む）・口述権は，医歯薬出版（株）が保有します．
本書を無断で複製する行為（コピー，スキャン，デジタルデータ化など）は，「私的使用のための複製」などの著作権法上の限られた例外を除き禁じられています．また私的使用に該当する場合であっても，請負業者等の第三者に依頼し上記の行為を行うことは違法となります．

JCOPY ＜出版者著作権管理機構 委託出版物＞
本書をコピーやスキャン等により複製される場合は，そのつど事前に出版者著作権管理機構（電話 03-5244-5088，FAX 03-5244-5089，e-mail：info@jcopy.or.jp）の許諾を得てください．